Impact des cultures
des femmes afrodescendantes
sur leur vie affective et sexuelle

**Questions contemporaines**
*Collection dirigée par Jean-Paul Chagnollaud,*
*Bruno Péquignot et Denis Rolland*

Chômage, exclusion, globalisation… Jamais les « questions contemporaines » n'ont été aussi nombreuses et aussi complexes à appréhender. Le pari de la collection « Questions contemporaines » est d'offrir un espace de réflexion et de débat à tous ceux, chercheurs, militants ou praticiens, qui osent penser autrement, exprimer des idées neuves et ouvrir de nouvelles pistes à la réflexion collective.

**Dernières parutions**

Chantal BOURRY, *Militer avec force et raison*, 2024.
Daniel DUCHER, *Quand le train cherche sa voie. Plongée au cœur du système ferroviaire français*, 2024.
Amine ISSA, *Les deux Imams, Le Coran contre l'obscurantisme*, 2024.
Pierre MORLANNE, *L'État, la nation et le peuple, La république au service des citoyens*, 2024.
Sous la direction de Mohamed EL MOUBARAKI et Émile-Henri RIARD, *Regards sur les violences envers les femmes d'ici et d'ailleurs*, 2024.
Zehira HOUFANI BERFAS, *Françafrique, la matrice du chaos africain. Stratégie coloniale d'échec des indépendances*, 2024.
Jean-Marc ESNAULT, *L'Homme face aux défis du monde contemporain. Une réflexion sur notre avenir*, 2024.
Ahamed Youssouf HASSANI MZÉ HAMADI, *Le droit et la dramathérapie en psychiatrie et en ergothérapie*, 2024.
Jacques LANGLOIS, *Les liens sociaux en univers néolibéral*, 2024.
Olivier GANDOU, *Perpignan sous mandat RN. Bilan 2020-2023*, 2023.
Rachid BATHOUM (dir.), *Malades du racisme. Souffrances & dignité,* 2023.
Pierre HURTEAU, *Le péché et la garde de la langue. Entre blasphème et culture du bannissement*, 2023.

Anaïs Alachède

# Impact des cultures des femmes afrodescendantes sur leur vie affective et sexuelle

L'Harmattan

**5-7, rue de l'École-Polytechnique, 75005 Paris**

http://www.editions-harmattan.fr

ISBN : 978-2-336-47022-1
EAN : 9782336470221

# Sommaire

# Remerciements

Tout d'abord, je tiens à remercier mon père qui m'a toujours soutenue dans mes études et mes projets, mais qui malheureusement n'aura pas eu le temps de voir l'aboutissement de ce travail.

Je remercie aussi ma *team* impériale : Doriane, Elodie, Prisca et Anne-Sophie pour le soutien, les encouragements, les relectures.

À ma chère amie, Laurence qui a toujours été là et m'a aidée dès le départ dans toutes les étapesdu mémoire.

Je dois aussi un merci spécial à Kyria (@souffles.be) et Roger (@rogerdushime) qui ont gentiment accepté de partager mon formulaire de contact sur leurs comptes Instagram. Merci pour l'intérêt que vous avez accordé à mon travail.

À tou·te·s mes ami·e·s pour les encouragements surtout Zétoune, Laurie et Dia qui m'ont écouté parler durant des mois de mon sujet de mémoire, ont diffusé mon formulaire ainsi que pour les recommandations de livres, articles, etc.

Je suis honorée d'avoir pu recevoir les témoignages de toutes les participantes et c'est avec beaucoup de joie que j'ai accueilli leur parole et ce qu'elles ont pu me confier d'un bout de leur vie. Sans elles, je n'aurais pas pu écrire ce mémoire.

Je les remercie donc pour la confiance qu'elles m'ont accordée et d'avoir eu le courage de parler d'intimité avec une inconnue et, pour certaines, d'avoir surmonté la gêne, la pudeur pour m'aider dans ma recherche.

Et enfin, un merci tout particulier à ma directrice de mémoire, Ludiwine Sabalot, et à tou·te·s les enseignant·e·s du DIU de sexologie de l'université de Paris.

# Introduction

Dans la pratique d'infirmière en CeGIDD (Centre Gratuit d'Information de Diagnostic et de Dépistage) en Seine-Saint-Denis, nous sommes amené·e·s à réaliser des TROD (Tests Rapide d'Orientation Diagnostique) VIH dans différents lieux tels que la plateforme d'accueil des demandeurs d'asile, les foyers de travailleurs migrants... La population cible est très variée, issue majoritairement de l'immigration : Afrique subsaharienne, Maghreb, Pakistan, Sri Lanka, Afghanistan...

Pour la réalisation des TROD VIH, nous suivons un questionnaire afin d'interroger la personne sur les risques qu'elle a pris, ses motivations à venir faire un test aujourd'hui ainsi qu'un certain nombre de questions sur les pratiques sexuelles et les violences diverses. Pendant l'entretien, on évalue également les connaissances de l'usager·ère concernant les IST (Infection Sexuellement Transmissible) et le VIH (Virus de l'Immunodéficience Humaine).

Force a été de constater qu'avec un public d'une culture différente de la France, il peut s'avérer difficile d'évoquer le sujet de la sexualité.

D'une part, le·la soignant·e peut ressentir un certain inconfort dans l'accompagnement d'une personne transculturelle à cause de ses propres représentations, préjugés sur la culture de l'autre. Le·la soignant·e peut aussi se sentir illégitime, car non renseigné·e sur la culture de la personne qu'iel prend en charge.

Côté patient·e·s, certain·e·s peuvent exprimer de la gêne à parler de ce sujet. On peut ressentir de leur part une certaine pudeur à évoquer leurs propres pratiques sexuelles.

Dans la plupart des pays cités ci-dessus, le sexe est un sujet tabou dont, parfois, on ne parle pas. Afin de pouvoir obtenir des réponses, il faut souvent se renseigner sur la culture d'origine des personnes rencontrées : quelles sont les pratiques dans le pays d'origine ? Quel est le poids de la religion ? Quelles sont les représentations de la sexualité, les normes dans leurs pays respectifs ?

Afin d'éviter d'aborder de manière trop directe le rapport sexuel, il faut souvent modifier les questions, par exemple en demandant : « Êtes-vous marié·e ? Avez-vous des enfants ? »

Quand la question est posée de manière directe, une gêne peut d'emblée s'installer entre le·la professionnel·le et l'usager·ère, ne permettant pas de poursuivre l'entretien avec facilité.

Dans le livre de Tahar Ben Jelloun, *La plus haute des solitudes*, ce phénomène est très bien décrit. Ce docteur en psychopathologie sociale reçoit en consultation des hommes maghrébins venus travailler en France, mais rencontrant des difficultés sexuelles comme des dysfonctions érectiles, des éjaculations précoces…

Ces hommes décrivent parfois l'érection comme un souffle de vie (page 52) :

> « Mon sexe est froid, comme la mort. Il est mort. Mon souffle est fini. Mort. Ma vie est morte […] Mon sexe ne bat plus […] Ma vie est absente. La vie ce n'est rien si je ne peux pas faire l'amour. C'est comme le cimetière. »

On y découvre l'importance capitale que joue la sexualité dans la vie de ces hommes et leur vision de l'érection, du pénis, car pour eux, sans érection, leur corps est sans vie.

De plus, il est intéressant de remarquer le rapport qu'ont ces hommes au professionnel de santé. Ils ont d'abord essayé la médecine « des Blancs » et viennent les consulter en dernier recours, parce qu'il est « des leurs ». Et ils supposent qu'il peut donc mieux les comprendre et les soigner, car il parle leur langue et connaît leur culture.

Selon l'étude réalisée par le docteur Carlin (psychiatre) dans son mémoire de sexologie de 2021, *Comment aborder la sexualité en contexte transculturel pour les gynécologues et les psychiatres* :

> « Cette étude confirme les données présentes en littérature sur le **manque d'abord systématique** de la sexualité en gynécologie et encore plus en psychiatrie, cela en dépit d'une reconnaissance largement partagée par les professionnels de son importance pour le bien-être des patient·e·s. L'ajout d'une **composante transculturelle** dans la rencontre clinique réduit encore davantage l'abord de la sexualité : la seule cause commune retrouvée dans les deux spécialités étant le manque de **formation**. L'évocation de la sexualité dans une culture autre que la sienne se transforme donc pour les professionnels en un exercice périlleux, car pour la majorité des professionnels, la formation concernant la sexualité est déjà trop faible en contexte classique pour qu'elle soit facilement adaptable à une autre culture. »

Nous avons pu avoir accès aux anciens mémoires de sexologie de 2012 à 2022. Très peu portent sur les personnes racisées ou font cas de la dimension transculturelle.

Mais ce qui nous a interpellés, c'est que ces populations sont principalement étudiées dans un contexte de migration, d'exil, de polytraumatismes, ou encore en lien avec une pathologie comme les femmes subsahariennes et le VIH, l'excision…

Il y a quelques mémoires qui évoquent la religion, principalement le christianisme et l'islam, mais aucun n'aborde les populations racisées vivant en Europe non issues de l'immigration, les enfants de seconde génération qui sont né·e·s et ont grandi en Europe. iels sont le fruit de plusieurs cultures et certain·e·s doivent composer, concernant le sujet de la sexualité, avec les croyances et les coutumes de leur famille et celles de la société dans laquelle iels vivent.

Dans ce mémoire, nous souhaitons interroger les femmes afrodescendantes, des personnes issues de cette seconde génération d'immigration, nées en Occident, ainsi que les femmes antillaises.

L'objet de cette étude est de partir du point de vue de cette population minoritaire. Il s'agira de comprendre comment le·la sexologue peut les accompagner au mieux, comprendre leurs besoins, les rendre visibles et proposer un accompagnement juste et adapté.

Pour cela, nous avons choisi d'utiliser la méthode qualitative par des entretiens individuels. La revue de littérature sera consacrée à la définition de la population cible et de ces spécificités. Il sera question de l'intimité de ces femmes (comment sont-elles perçues dans les sociétés occidentales ?), du lien entre culture et sexualité et de l'impact des représentations sociales. Puis, nous exposerons la méthode et les résultats obtenus ainsi que les conclusions de cette recherche.

# PARTIE I :
# Revue de littérature

# Définition d'« afrodescendant » et choix du terme

Le terme « afrodescendant » désigne « ces personnes d'ascendance subsaharienne ou caribéenne et de culture européenne »[1].

Ou encore, selon Félix Edmond :

> « Une personne née hors d'Afrique, mais ayant des ancêtres nés en Afrique subsaharienne en nombre suffisamment important pour que cela ait une incidence sur l'apparence ou la culture de cette personne.
>
> Pour que les ancêtres nés en Afrique subsaharienne aient une incidence sur l'apparence (le phénotype) d'une personne, il faut qu'ils représentent plus de 6,25 % du total des ancêtres (un seizième ou quatre générations). En deçà, l'ascendance n'est évidemment pas décelable. Mais une ascendance subsaharienne infime peut néanmoins avoir une importance culturelle. […]
>
> La notion d'afrodescendant est politiquement utile dans la mesure où elle permet d'éviter l'écueil de la "race" qui est un concept vicieux, purement colonial et esclavagiste. Elle permet d'intégrer des gens – plus nombreux qu'on ne le pense – qui peuvent être vus dans les pays occidentaux comme "blancs", mais qui se sentent profondément solidaires – du fait de leurs origines – avec ceux qui sont perçus comme "noirs".
>
> La notion d'afrodescendant a également l'avantage d'évoquer immédiatement l'histoire coloniale et esclavagiste, avec toutes les conséquences que cela peut avoir pour les anciens pays coloniaux et esclavagistes. Autrement dit : un afrodescendant est ce

[1] Miano, 2016, p. 55 ; Vermeren, 2014

qu'il est non pas à cause d'un phénotype, mais du fait de son histoire. »[1]

Dans ce mémoire, nous nous intéresserons principalement au vécu des femmes afrodescendantes, à leur histoire de leur point de vue, c'est-à-dire celui de personnes issues de minorités visibles.

Selon l'écrivaine Léonora Miano :

> « Est dite afropéenne une personne d'ascendance subsaharienne, née ou élevée en Europe. Ce sont des individus présentant ce profil qui ont promu cette ethnicité, l'ont revendiquée et ont tenté de l'incarner. Les concernés sont avant tout dépositaires d'un vécu européen. C'est en Europe qu'ils ont passé leurs années de formation, celles de l'enfance et de l'adolescence, dont on connaît l'importance pour la structuration de la personnalité. Les Afropéens sont souvent enfants, petits-enfants ou arrière-petits-enfants d'immigrés subsahariens. Contrairement à leurs ascendants, ils ne connaissent que la vie en situation de minorité, l'existence dans un espace rétif à se reconnaître en eux. »[2]

Nous avons pour objectif d'étudier et d'essayer d'évaluer le vécu de la sexualité des femmes afrodescendantes. Nous avons fait le choix de privilégier le terme afrodescendant afin de permettre au plus grand nombre de femmes noires ou d'ascendance africaine de s'identifier dans cette catégorie.

Cette démarche se veut la plus inclusive possible afin de permettre aux lecteur·rice·s d'avoir une vision plus juste et diverse de ce que peut vivre ou ressentir une personne que

---

[1] Texte de Félix Edmond : http://une-autre-histoire.org/lidee-dafro-descendant-une-arme-politique/

[2] Afropea, 2020, définition « afropéen », extrait du livre de Léonora Miano, p. 10.

l'on décrit comme faisant partie de la communauté noire ou afrodescendante.

## Afroféminisme et féminisme intersectionnel

On ne peut parler des femmes sans évoquer le féminisme et les conséquences qu'il a eues dans leur vie en général. Puisque le sujet ici est la femme afrodescendante, il sera question d'afroféminisme et de féminisme intersectionnel.

L'afroféminisme, à ne pas confondre avec le *black feminism*, est un « mouvement politique et militant visant à combattre à la fois les systèmes d'oppressions et d'exploitation que sont la suprématie blanche, le patriarcat et le capitalisme » (définition du collectif Mwasi).

Le *black feminism* apparaît dans les années 1950 aux États-Unis. C'est un rassemblement de femmes afro-américaines qui protestent contre les discriminations qu'elles subissent en lien avec leur couleur de peau.

En effet, elles pensent qu'il existe une différence entre le féminisme qui concerne toutes les femmes et surtout représenté par la femme blanche, et les revendications en tant que féministes noires. Selon elles, les discriminations subies ne sont pas les mêmes. La femme noire subirait, en plus du sexisme, des discriminations en raison de son ethnicité.

En France, la Martiniquaise Paulette Nardal, connue comme étant la première étudiante noire de la Sorbonne, et ses sœurs posent les bases du concept de la négritude, concept popularisé par Aimé Césaire qui dénonce les conséquences néfastes de la colonisation et de l'assimilationsur les populations noires.

Avec ses sœurs, elles ouvrent un salon littéraire dans leur appartement à Clamart pour permettre l'éveil des consciences noires en France. Des personnalités connues telles qu'Aimé Césaire, Léopold Sédar Senghor, Léon Gontran Damas et tant d'autres se retrouvent lors de ses réunions. Les sœurs Nardal ont inspiré le mouvement afroféministe.

En 1931, Paulette fonde *La revue du monde noir* qui ne sera plus éditée à partir de 1932 puis en 1945, *Le rassemblement féminin.*

En 1976 naît le collectif féministe La Coordination des Femmes Noires (CFN) qui « poursuit l'objectif de dénoncer les oppressions sexistes et racistes singulières dont les femmes noires font l'objet »[1].

D'autres mouvements comme le mouvement de libération des femmes (MLF 1976-1982) et le MODEFEM 1981-1994 (Mouvement pour la Défense des Femmes Noires) sont créés parla suite.

Le mouvement afroféministe en France n'est pas très visible pendant plusieurs années et resurgit grâce à la création d'Internet et des réseaux sociaux à partir des années 2000. De nombreux blogs (Ms DreydFul, Mrs Roots, Les Bavardages de Kiyémis, Blackbeauty bag), comptes Instagram, YouTube et autres voient le jour et facilitent la prise de parole des femmes noires en France sur des sujets qui les concernent en premier lieu, comme la négrophobie, le manque de représentation, le cheveu afro par le mouvement NAPPY…

Internet est un véritable outil d'émancipation et permet une maîtrise du discours porté sur soi, en déconstruisant les préjugés associés à la femme noire et en permettant l'expression de revendications propre à l'afroféminisme.

Des collectifs et revues afroféministes sont créés, comme *Mwasi* (2014) et *AssiégÉes*. Les afroféministes se sentent à la croisée des luttes féministes et antiracistes, d'où la création du concept d'intersectionnalité.

---

[1] https://femenrev.persee.fr/presentation-de-la-coordination-des-femmes-noires

L'**intersectionnalité** permet à une personne d'exprimer le fait qu'elle subit diverses discriminations en même temps.

> « Le féminisme intersectionnel débute avec les travaux de l'afroféministe Kimberlé Williams Crenshaw qui développe le concept d'intersectionnalité à partir de 1989 afin de prendre en compte les discriminations spécifiques vécues par les femmes noires.
>
> Depuis, le concept s'est étendu à toutes les personnes subissant différentes oppressions en même temps, qu'il ne s'agit pas d'étudier séparément, mais concomitamment. En effet, les oppressions se conjuguent et forment un nouveau type d'oppression. »[1]

Le mouvement afroféministe connaît, comme le féminisme, des divisions.

Toute femme noire féministe ne se définit pas nécessairement comme afroféministe.

Les revendications afroféministes peuvent parfois être perçues comme identitaires, communautaires, séparatistes par leurs opposants.

---

[1] Extrait : *Dix questions sur le féminisme* de Valérie Rey-Robert, 2021

## Préjugés et sentiment d'invisibilité

Malgré nos recherches, nous n'avons pas trouvé d'études mettant en évidence de manière précise les stéréotypes accolés à la femme noire.

En effet, en France, il n'est pas possible de réaliser des recherches selon la couleur de peau des individus.

Il existe, par contre, de nombreux livres, articles, blogs, comptes Instagram… de femmes afroféministes ou non qui parlent des stéréotypes autour de la femme noire en Europe. La majeure partie des recherches sur le sujet ont été réalisées aux États-Unis ou au Canada. Bien qu'il y ait des similitudes entre le vécu des femmes noires aux États-Unis et en Europe, il n'est pas possible de transposer la totalité des résultats des études américaines sur la situation des femmes afrodescendantes vivant en Europe.

En France, on peut trouver des recherches qui parlent de l'image véhiculée de la femme noire durant la colonisation.

C'est le cas de la recherche du CNRS éditée en 2019, *Sexualité, identité et corps colonisés XV^e^ siècle-XXI^e^ siècle.*

> « Au lendemain de la Grande Guerre, le regard occidental surérotise les peuples afro-antillais, sud-américains ou africains-américains, adossé à une triple dimension : il construit une sexualité du mépris pour la bestialité supposée du Noir ; projette sur ce corps l'exotisme qui lui est associé ; enfin le corps noir reste le “corps interdit”, la frontière interraciale s'y incarne, dans les Empires coloniaux comme aux États-Unis. »

Le corps noir est à la fois objet de désir et de répulsion. Tout un imaginaire autour des corps noirs a été développé autour des récits des « explorateurs » qui décrivaient selon eux les caractéristiques des Noir·e·s :

> « Aussi la crainte et l'amour sont-ils excessifs chez ce peuple ; et c'est ce qui le rend plus efféminé, plus

paresseux, plus faible et malheureusement plus propre à l'esclavage.

D'ailleurs, ses facultés intellectuelles étant presque épuisées par les prodigalités de l'amour physique, il n'a plus ni mémoire ni intelligence pour suppléer à la ruse qui lui manque. »[1]

Trois stéréotypes autour de la femme noire sont encore présents dans nos sociétés actuelles :

– la Jezabel : la femme noire hypersexualisée (image qui remonte à la période de l'esclavage et de la colonisation où la femme noire est présentée comme sauvage avec un appétit sexuel débordant) ;

– la nounou : la femme noire qui prend soin de tout le monde ;

– la femme en colère.

Ces stéréotypes sont illustrés dans un documentaire par Ayana O'shun, actrice et réalisatrice, intitulé *Le mythe de la femme noire,* sorti en novembre 2022 au Québec.[2]

Il y a d'autres exemples de dénonciation des stéréotypes dans le monde du cinéma : le premier documentaire afroféministe, *Ouvrir la voix* d'Amandine GAY (2014), et le livre *Noire n'est pas mon métier* initié par l'actrice Aïssa Maïga.

« La pornographie participe aussi à la catégorisation des personnes et la perpétuation des préjugés. » (*Sexe, race et colonie*, 2018)

---

[1] Louis Sala Molins, *Le Code noir*, p. 258

[2] https://fr.chatelaine.com/societe/le-mythe-de-la-femme-noire-un-documentaire-necessaire/

## Les femmes noires moins désirables ?

Concernant les applications de rencontres, une enquête du site de rencontres OkCupid de 2014 révèle que les femmes noires reçoivent le moins de *likes* avec les hommes asiatiques.

Depuis 2017, la lutte contre la haine et les propos racistes s'opère aussi sur les applications de rencontres avec un contrôle des contenus adressés aux personnes racisées pouvant aller jusqu'à la clôture du compte concerné en cas de propos jugés racistes ou haineux.[1]

Et enfin selon la dernière enquête du CRAN (le Conseil Représentatif des Associations Noires de France) de novembre 2022, réalisée par Ipsos en France métropolitaine :

> « Neuf personnes noires sur dix disent être victimes de discrimination raciale dans leur vie de tous les jours » et « un tiers (31 %) des Français affirment qu'ils réagiraient "mal" si leur enfant épousait une personne noire. »[2]

Concernant l'invisibilité selon le rapport annuel du CSA (conseil Supérieur de l'Audiovisuel) de 2021 : « *16 %des personnes sont perçues comme "non blanches" (contre 15 % en 2019).* »

[1] https://www.independent.co.uk/life-style/love-sex/dating-apps-racism-tinder-bumble- grindr-online-dating-a8504996.html

[2] https://www.causette.fr/en-prive/fesses/fetichisation-la-souffrance-des-minorites-sur-les-applications-de-rencontre

# PARTIE II :
# Problématique et méthode

# Problématique

Par cette étude, nous allons explorer le vécu de la sexualité des femmes afrodescendantes vivant en Europe.

Nous souhaitons évaluer l'impact de la culture d'origine des parents sur la sexualité des personnes concernées. Est-ce qu'elle « facilite » les rapports ? Est-ce qu'elle les « limite » ? Ou est-ce qu'elle a d'autres incidences par exemple sur l'image de soi, la vision du couple ?

Il y a peu ou pas d'enquêtes, de recherches dédiées à l'expression de l'intimité des femmes afrodescendantes en Europe. Quel rapport entretiennent-elles avec leur corps ? On pense aux préjugés qui existent les concernant, comme la mysoginoir ou bien la fétichisation.

Dans les sociétés africaines, la sexualité est souvent taboue. C'est un sujet qui est peu ou pas abordé et surtout pas enseigné aux femmes autrement que dans le but de procréer.

La jeune fille est éduquée pour satisfaire les besoins de son mari, être à son service. L'infidélité de son futur partenaire est évidente et n'est pas considérée comme un problème. Bien sûr, il n'y a de la place que pour l'hétérosexualité.[1]

En Europe, la conception de la sexualité est différente de celle en Afrique. Le sexe n'est pas tabou, même si en parler entre parents et enfant n'est pas toujours aisé. Il est rendu facile d'accès, notamment par les réseaux sociaux, Internet, les médias... Une éducation à la vie affective et sexuelle est normalement possible dans les établissements scolaires.

En France, on trouve de nombreuses études sur les migrants, les personnes subsahariennes, fréquemment en lien avec le VIH, les IST ou les violences sexuelles. Mais

---

1 https://www.radiofrance.fr/franceinter/en-afrique-l-homosexualite-reste- largement-condamnee-par-la-loi-4656391

qu'en est-il des personnes nées en France de parents issus de l'immigration ? Ces jeunes ou moins jeunes Français d'ascendance africaine sont français tout autant que leurs camarades français d'ascendance européenne. Ils fréquentent l'école française, reçoivent la même éducation, mais ont cette particularité d'avoir une double culture. Une autre culture qui leur transmet parfois des messages contradictoires avec ceux du pays dans lequel ils grandissent.

Dans des cultures où la polygamie et l'excision peuvent être des normes sociales, la place de la femme n'est pas là même qu'en Europe.

De nombreuses questions se posent : comment se fait l'apprentissage de la sexualité pour elles ? Qu'est-ce qu'elles décident de garder ou d'abandonner des différentes cultures qui les imprègnent ? Est-ce qu'un sentiment de loyauté aux traditions familiales influence les décisions prises par ces femmes concernant leur vie affective et sexuelle ?

Il y a une différence entre vivre une situation et la voir. Ces personnes reçoivent le discours théorique sur la sexualité à l'école, dans les différents lieux publics qu'elles fréquentent, mais ce discours n'est pas toujours incarné dans les réalités dans lesquelles elles vivent.

Des troubles peuvent-ils apparaître ? Y a-t-il une spécificité à prendre en compte dans l'accompagnement de personnes racisées, issues des minorités, dans la résolution de leurs difficultés sexuelles ? Est-ce qu'elles consultent ? Où ? Sinon, comment résolvent-elles leurs difficultés sexuelles ?

De manière générale, nous pouvons nous demander : **comment le·la sexologue peut-il·elle accompagner au mieux les personnes d'une origine différente de la sienne afin de répondre de manière adaptée à leur problématique sexuelle en évitant la stigmatisation ?**

## Hypothèses de recherche

Voici plusieurs hypothèses concernant les femmes afrodescendantes.

**Hypothèse 1**

La sexualité est taboue dans les familles afrodescendantes et il y a un manque d'éducation à la vie affective et sexuelle.

**Hypothèse 2**

En raison de la culture et de la religion, il n'y a pas de place pour les dimensions de plaisir et désir chez la femme afrodescendante.

**Hypothèse 3**

La femme afrodescendante éprouverait des difficultés à identifier les troubles sexuels, à les considérer comme de réels problèmes.

**Hypothèse 4**

Il existe des troubles ou difficultés sexuelles, mais aussi un manque de consultation par peur de ne pas être comprise par le·la thérapeute qui n'est pas de la même origine que la consultante et une honte de parler de sa sexualité.

## Les objectifs de la recherche

– Confirmer ou non la spécificité de ces femmes dans une prise en charge de leur sexualité.

– Dégager les besoins et identifier les troubles sexuels s'il y en a les plus fréquemment rencontrés chez les femmes afrodescendantes.

– Déterminer le type de lieu, de structure où elles peuvent se sentir à l'aise, en sécurité pour parler de sexualité.

– Déterminer quels approche, posture, points de vigilance le·la sexologue pourrait adopter pour répondre au mieux aux besoins de ces populations.

– Évaluer l'impact de l'exotisation et de la fétichisation des femmes noires sur leur sexualité.

## Méthode

La méthode qualitative a été retenue pour cette recherche.

Il s'agissait de se mettre dans les conditions d'un pré-entretien sexologique, le but étant de comprendre les femmes afrodescendantes, de connaître leurs attentes particulières en matière d'accompagnement en sexologie, et *in fine*, de savoir comment leur proposer un accompagnement adapté.

Vingt-sept entretiens semi-directifs ont été réalisés auprès de femmes afrodescendantes. Chacune d'elles a été recrutée de deux manières différentes.

Soit par un formulaire Google Forms (annexe n° 1) envoyé sur deux comptes Instagram : une *story* de 24 h pour @roger_dushime et deux *stories* de 24 h pour @souffles.be, soit par le bouche-à-oreille grâce à des ami·e·s, des connaissances ou bien des collègues informé·e·s de la recherche en cours. Il leur suffisait de transmettre le lien du formulaire aux personnes intéressées par message ou WhatsApp.

Pour en revenir à Instagram, les deux comptes ont été choisis pour différentes raisons. @souffles.be : il s'agit de Kyria, une jeune femme de 28 ans belgo-congolaise qui crée des vêtements. Elle vit en Belgique. Sa particularité : mêler voyage, culture et couture ! Chaque collection de vêtements qu'elle crée est associée à un de ses nombreux voyages (ex. : Maroc, Sénégal, Thaïlande). Un mode de production éthique et responsable.

@roger_dushime : un jeune homme de 36 ans, belge, d'origine rwandaise, qui partage sa passion pour la cuisine avec beaucoup d'humour. Il vit en Belgique à Bruxelles. Son rêve : ouvrir un restaurant *afrofood*. Il fait la promotion de la cuisine afrodescendante et de la gastronomie d'inspiration africaine.

Chacun dans son domaine s'adresse à un public large et potentiellement intéressé par la culture afro. Ils ont chacun environ 7 000 abonnés.

Nous avons contacté plusieurs comptes Instagram de femmes françaises afrodescendantes qui abordent des thèmes tels que la grossophobie, la mode, le *dating*, voire l'actualité des femmes noires et dont la cible est quasi exclusivement féminine. Mais malheureusement, nous n'avons soit reçu aucune réponse de leur part, soit elles n'étaient pas disponibles à ce moment pour prendre un temps d'échange avec nous.

Nous avons aussi envoyé le formulaire auprès de coiffeur·se·s spécialisé·e·s dans les cheveux afros, mais il n'a pas été diffusé. Nous n'avons eu aucune explication.

Après avoir rempli le formulaire, chaque personne devait laisser son mail et/ou téléphone afin d'être recontactée pour fixer le rendez-vous. Trois rendez-vous ont été réalisés par téléphone et les autres en visio via Google Meet.

Les entretiens étaient enregistrés à l'aide d'un dictaphone, certaines personnes nous ayant demandé de ne pas enregistrer les images. Les entretiens ont duré en moyenne une heure, le consentement à l'enregistrement et à l'exploitation des données ayant été reçu au préalable. La retranscription des entretiens a été réalisée à l'aide du logiciel Trint.

Les critères de sélection qui ont été retenus sont :

– être une femme ;

– être afrodescendante ;

– vivre en Europe ou avoir vécu en Europe une partie de sa vie pour avoir expérimenté le fait de vivre en minorité ethnique.

Lors de chaque entrevue, nous suivions un guide d'entretien (annexe 1) créé au préalable pour répondre aux objectifs de la recherche, et des questions de relance étaient posées en fonction des réponses apportées par les participantes.

# PARTIE III :
# Analyse des résultats par thèmes

## Présentation des participantes

Voici un tableau présentant les participantes interrogées.

| Pseudonyme | Âge | Études/profession | Origine des parents |
| --- | --- | --- | --- |
| Murielle | 24 | Consultante en concertation | RDC |
| Nadège | 51 | Cheffe d'entreprise et coach | Cameroun |
| Honora | 35 | Ressources humaines | RDC |
| Fèmi | 22 | Première année hygiéniste buccodentaire | RDC/Benin/ Togo |
| Awa | 28 | Enseignante | Togo/Tunisie |
| Leslie | 28 | Indépendante | RDC |
| Erika | 36 | Infirmière | Cap Vert |
| Maureen | 39 | Cheffe d'entreprise | Cameroun |
| Éléna | 38 | Cheffe de projet digital/coach en affirmation de soi | Guyane française |
| Aya | 33 | Animatrice périscolaire | Guinée Conakry |
| Malaïka | 39 | Artiste/autrice | île de la Réunion |
| Tatiana | 30 | Déclarante douanière | RDC |
| Françoise | 27 | Project manager | Rwanda |

| | | | |
|---|---|---|---|
| Fabiola | 34 | Journaliste | Guadeloupe/Burkina Faso |
| Jenifer | 40 | Infirmière | Cameroun |
| Amour | 33 | Infirmière | Martinique |
| Saran | 33 | Assistante de direction | RDC |
| Indira | 29 | Chargée de communication | Côte d'Ivoire |
| Yéma | 29 | Auxiliaire de puériculture | Comores |
| Djiba | 29 | Éducatrice spécialisée | Guadeloupe |
| Assya | 39 | Cadre dans la fonction publique | Mali |
| Fati | 36 | Assistante sociale | Comores |
| Gladys | 39 | Cheffe de projet | Réunion/ Guadeloupe/Côte d'Ivoire/Inde |
| Doriane | 26 | Ostéopathe | Guyane française |
| Karelle | 27 | Chargée de communication dans une librairie | Belgique/ Rwanda |
| Malia | 36 | Coach en ambition | Guadeloupe/ Congo |
| Karine | 38 | Auto-entrepreneure | Bénin/Togo/Guadeloupe |

Pour respecter l'anonymat des participantes, les prénoms ont été modifiés. Chaque entretien a duré en moyenne une heure.

**Âge des participantes**

La moyenne d'âge des femmes interrogées est de 33 ans.
Les 30-40 ans sont surreprésentées tandis que les 40-50 sont très minoritaires.

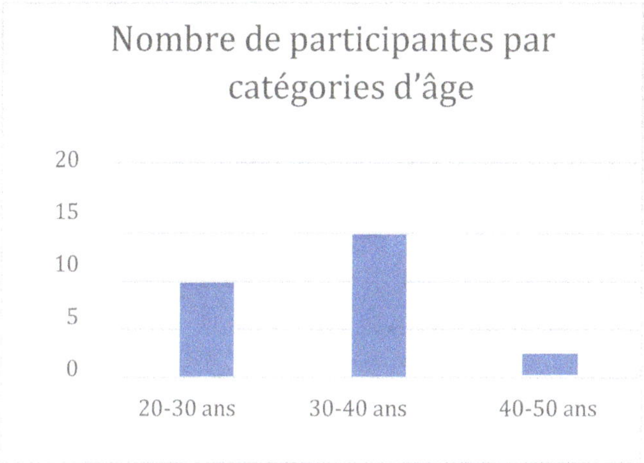


**Lieu de naissance**

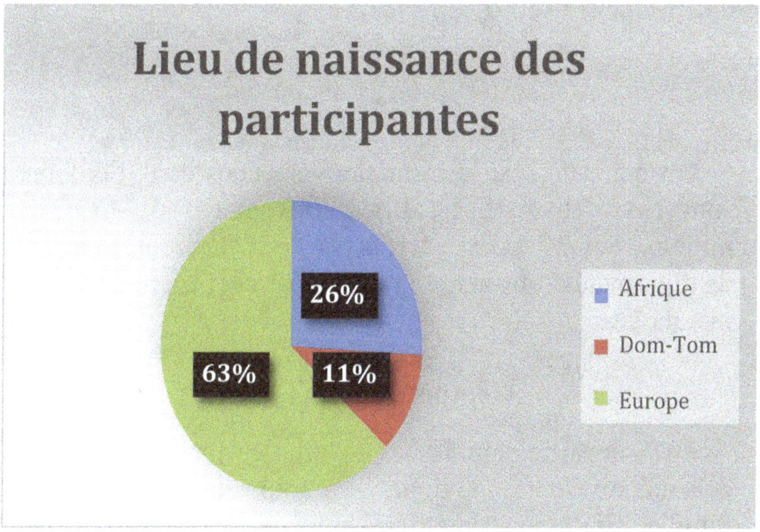

Les trois pays représentés en Europe sont la France, la Belgique et le Luxembourg. Toutes les femmes résident actuellement en Europe ou dans les DOM-TOM.

### Situation familiale dans l'enfance

**Dans quel type de famille avez-vous grandi ?**

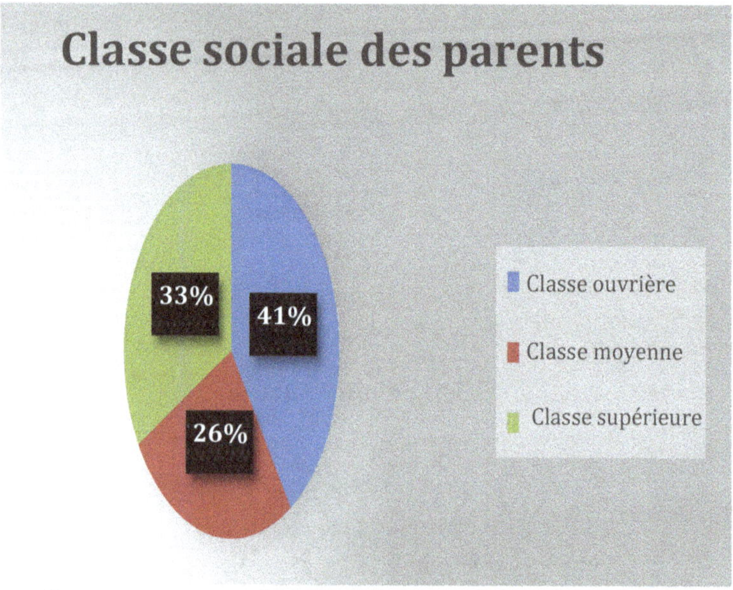


On constate que les situations sociales dans l'enfance sont assez diversifiées. Elles proviennent de tous les milieux sociaux. Leurs parents exercent différents métiers : de diplomate à ouvrier, en passant par chef d'entreprise ou marabout.

### Composition du foyer

70 % des filles sont issues de familles nombreuses. Mais cela ne révèle pas toujours la composition exacte de la famille. Certaines, dans leur enfance, ont vécu dans un internat, une autre a été hébergée temporairement avec toute

sa famille chez une tante qui avait elle-même des enfants. Il y a aussi des familles recomposées, des regroupements familiaux et des séparations. Donc, le nombre d'enfants au sein du foyer pouvait varier au cours de la vie. Il y a un maximum de 17 enfants pour une famille, mais c'était un foyer polygamique composé de deux femmes.

## Familles monoparentales

Point difficile à identifier en raison de la présence de beaux-parents par intermittence ou fixes, les différentes séparations, la migration et les regroupements familiaux.

– **12/27 femmes** ont des parents séparés, soit près de la moitié (onze séparations ont eu lieu pendant qu'elles vivaient encore chez leurs parents et une après l'âge de 30 ans).

– Sur les treize restantes, trois ont vécu le décès de l'un de leurs parents dans l'enfance.

Seules trois personnes se sont présentées spontanément comme issues de familles monoparentales.

## Religion

Concernant la religion pratiquée dans l'enfance, quatre filles sont issues de familles musulmanes, une d'une famille mixte (musulmane/chrétienne) et 22 de familles chrétiennes dont une grande majorité de familles catholiques (plus de 90 %). Le reste est chrétien évangélique.

# Représentation de l'amour, du couple et de la sexualité

Globalement, dans le panel de personnes rencontrées, l'amour est plutôt peu démonstratif, que ce soit entre les parents ou entre les parents et les enfants.

Et quand l'amour est exprimé par le couple parental, il se manifeste plutôt par la taquinerie d'un des deux partenaires, souvent le père.

## Représentation de l'amour et du couple

Chaque femme interrogée a eu une représentation de l'amour dans la famille très variée.

Certaines ont eu des parents très aimants et pour d'autres, c'était plus compliqué.

**Léonora**

« Dans les familles africaines, je n'ai pas vu de papa romantique. Mais j'ai un oncle. C'est l'exception à la règle : c'est l'homme le plus romantique que je connaisse. »

**Jenifer** exprime ce qu'elle a perçu de l'amour des parents envers les enfants :

« Quand on pleure, on nous console. On nous fait un cadeau. C'est assez distanciel. »

**Murielle**

« Alors, niveau amour, mes parents n'ont jamais été trop démonstratifs. Je crois que je ne les ai jamais vus s'embrasser, même. C'est assez froid, on va dire. Il n'y avait pas de signes d'affection, ils sont très froids. »

**Erika**

« Entre les parents, je n'ai pas de souvenirs et j'avais quand même quinze ans. Mon père, il blague beaucoup. Je le vois rigoler avec ma mère. Je suppose que c'est une sorte de manifestation d'amour. Mais ça, je le dis maintenant avec le recul en étant adulte. Je suppose que s'ils sont ensemble, c'est qu'ils s'aiment. Mais la manifestation extérieure d'amour, non, ça, on n'a pas vu. »

**Karine**, a des parents aimants et se sent privilégiée :

« J'ai le souvenir de parents fêtards, beaucoup de tendresse entre eux, malheureusement, c'est quelque chose qui n'est pas visible dans les familles afros. J'avais l'impression d'être privilégiée d'avoir mes deux parents présents et aimants. »

**Indira**

« On voit le couple quand on voit nos parents, mais on ne voit pas la relation amoureuse. On ne parle pas de sexe. On ne sait pas à quel moment vous faites des trucs, parce qu'on ne voit pas cette intimité-là au quotidien. On voit juste que vous êtes nos parents, qu'il y a des enfants, on voit qu'éventuellement maman tombe enceinte, mais en même temps, il y a un flou entre tout ça, car on n'a pas de représentation de ce qu'est l'amour. Parce que le couple ce n'est pas juste "on se marie, on fait des enfants". »

**Leslie**

« Mon papa est très démonstratif, très affectueux, très aimant. À nous dire qu'il nous aime. Très fleur bleue. »

**Éléna**

« L'amour, je l'avais beaucoup de mon papa, de ma grande sœur. Je ressentais peu d'amour de ma mère. »

On constate que majoritairement, les parents se montrent assez discrets dans l'expression de l'amour, de l'affection entre eux, au sein du couple. Et même les relations entre parents et enfants peuvent être parfois assez froides. La figure de la mère qui représente **la femme forte** a souvent été exprimée. Aux Antilles, on parle de femme *potomitan.*

**Éléna**

« Chez nous, on parle des femmes *potomitans*. Le *potomitan*, c'est la femme "roc", dure, balaise, qui ne bouge pas, en fait. Et souvent, ce qui n'est pas dit dans cette définition, c'est la femme qui est triste, pauvre, qui élève ses enfants seule, qui doit assumer les conneries du père de ses enfants qui ne subvient pas à leurs besoins, qui va découcher, qui va tromper, qui la dénigre. »

**Malia**

« J'ai une maman *potomitan* qui fait très femme forte et indépendante. [...] Ma mère disait souvent : "C'est une femme qui fait son homme." Une phrase m'a marquée en tant qu'enfant, ma mère parlait à une de ses amies "U**ne bonne femme, c'est une cuisinière dans la cuisine, une femme du monde dans le salon et une bonne salope dans la chambre**." Et pendant des années, c'est resté. Tu te construis par rapport à ça. »

**Fabiola**

« Un rapport pas équilibré dans le couple. Ma mère est une femme forte qui laisse peu de place. » « On n'a pas besoin d'un homme pour avancer dans la vie. »

Mais soumise à son mari.

**Maureen**

« Je trouvais que les femmes étaient très au service de leur mari et ne semblaient pas leur faire confiance. Le nombre de fois où j'ai entendu : "Une femme doit toujours avoir de l'argent de son côté dont elle ne parle pas puisqu'elle ne peut pas compter sur le mec pour les enfants." C'est des trucs qui me choquaient. »

Les femmes interrogées ont évoqué la femme forte qu'elle voyait en leur mère, une femme qui prend soin de tout le monde et qui semble très peu affectueuse.

## Représentation de la sexualité

Sur les 27 femmes, cinq ont pu aborder la sexualité avec leurs parents. La sexualité était plutôt taboue et abordée sous le prisme de l'interdit et du contrôle. Les mots les plus employés sont dans l'ordre : « tabou », « pudeur » et « interdit ». On retrouve aussi : « frustration », « surveiller » et « contrôle ».

L'éducation sexuelle s'est plutôt faite par :

– la télévision ;

– les discussions entre ami·e·s ou avec les grands frères et sœurs quand c'était possible ;

– les magazines ;

– les livres érotiques ;

_ la pornographie.

**Amour**

« Je pense sincèrement pour ma part qu'il n'y a pas d'exemples à proprement parler parce que ce que j'ai vu, c'est à travers des images, des séries, des films. La réalité s'est plus posée avec des images pornographiques. »

**Léonora**

« Rester vierge jusqu'au mariage et en même temps, il fallait être enceinte dans les deux mois après le mariage. Pour des raisons sociales, après la première année, il fallait qu'un bébé arrive rapidement. C'est complètement contradictoire. »

**Une différence de traitement entre garçons et filles** a souvent été ressentie par rapport à l'éducation et l'abord de la sexualité. Les femmes interrogées ont eu, pour la majorité, une éducation très genrée avec une prise de conscience dans l'enfance qu'il y a des choses ou comportements qu'on attendait d'elles en tant que filles et que les garçons n'étaient pas soumis aux mêmes injonctions.

**Maureen**

« En fait, ce que j'ai perçu à ce moment-là, c'est beaucoup de stress autour de la sexualité des filles parce que risque de grossesse derrière, mais du coup pas d'éducation non plus. Un truc chelou où tu dis : "Il faut faire attention parce qu'il peut y arriver ça", mais tu ne parles jamais à ta fille, en fait. **Je ressentais ce traitement-là que ne recevaient pas les garçons, et pour autant un grand silence**. »

**Jenifer**

« J'ai été confrontée à l'univers blanc entre guillemets quand je suis partie à la fac. Vu qu'au lycée, ben, le collège, c'était dans le quartier, une zone ZEP. Le lycée dans le quartier, aussi zone ZEP. Bon, on voit un peu plus de monde au lycée, mais on reste quand même entre nous, entre gens du quartier. Voilà, donc c'est vrai qu'on a tous à peu près les mêmes manières de penser : "Ouais, la femme, il ne faut pas qu'elle couche à droite à gauche, les filles, elles n'ont pas le droit d'avoir plusieurs mecs, il faut que tu te respectes parce que si parce que ça", et puis en fait, quand je suis arrivée à la fac, ben c'était pas du tout ça. J'avais des copines, elles avaient trois, quatre mecs, des Blanches, hein.

**Et comment vous vous êtes sentie ?**

« Vu qu'on a été formatées, quand on arrive face à un truc comme ça, on se dit : "Ben, en fait, c'est pas bien ce qu'elles font." On rejette un peu ce mode de fonctionnement. »

**Vous, vous aviez adhéré aux valeurs de vos parents ?**

« Oui, oui, j'avais adhéré à cette manière depenser, cette manière de considérer la femme, de se considérer. On disait que si tu as plusieurs petits copains, c'est que tu ne te respectes pas alors que ce n'est pas du tout ça. »

## Positionnement dans la fratrie : La fille aînée

Le positionnement dans la fratrie est revenu plusieurs fois. Être fille aînée implique souvent plus de responsabilité dans les familles afrodescendantes et de montrer l'exemple. Aya est la deuxième de sa fratrie, mais la première fille de ses parents, elle explique que c'est pour cela qu'elle a suivi la tradition et a eu plus de pression que ses sœurs.

**Honora**, fille aînée de sa fratrie, avait ses petits frères à sa charge

« À seize ans, je suis devenue grande sœur d'un enfant de trois, quatre mois. Je ne savais pas si ça ne m'intéressait plus de sortir ou bien si c'est parce que je devais m'occuper du petit. Je pouvais sortir là où je pouvais emmener le petit. Donc pas de cinéma ! »

Durant l'échange, elle a expliqué n'avoir pris conscience qu'à l'âge adulte qu'elle n'avait pas pu « profiter » de son adolescence, car elle avait des responsabilités. Pour elle, c'était tout à fait normal de s'occuper de ses frères. Elle avait intégré cette idée. Aujourd'hui, elle réalise que c'était trop de responsabilités et qu'elle avait subi les choix de ses parents.

En effet, elle vivait principalement avec sa mère, son père ayant décidé de retourner habiter en Afrique, ils ont eu une relation à distance pendant plusieurs années. Ses parents sont congolais, issus d'une classe sociale plutôt aisée. Culturellement, dans les familles africaines, les aînés s'occupent des plus jeunes, en particulier les filles. On peut se demander pourquoi les parents n'ont pas eu recours à des baby-sitters puisqu'ils semblaient en avoir les moyens. Était-ce pour des raisons pratiques ? culturelles ?

## Conséquences du contrôle, de l'interdit de la sexualité

### « Cachoteries » et annonce tardive aux parents d'une relation

**Léonora**

« J'ai annoncé que j'avais un vrai petit copain quand j'avais vingt et un ans. »

**Françoise**

« J'ai deux positions différentes, ce que je montre à mes parents ; c'est dommage, il y a ce que je suis à la maison, ce que je dis à mes parents, et comment ça se passe en dehors. Dans le sens où là, j'ai 27 ans, je suis en relation avec mon copain depuis trois ans maintenant. Ça ne fait que quelques mois que je l'ai dit à mes parents. Dans la culture rwandaise, tu présentes quelqu'un, ça veut dire que tu vas te marier, en fait. C'est pour ça que je n'ai jamais rien dit. J'ai déjà eu d'autres copains, mais je n'ai jamais rien dit. »

L'interdit est lié à la culture dans le fait de présenter ou non son compagnon à ses parents. Françoise a aussi évoqué la pression qui peut être exercée par les parents dès la présentation d'un partenaire, car ceux-ci s'attendent à un mariage. Elle l'a plutôt fait sur demande de son partenaire qui l'avait présentée à sa famille. Pourtant, lui aussi est d'origine africaine.Mais comme elle le disait, il y a une différence de traitement entre garçons et filles. Dire à ses parents que l'on est en relation, c'est aussi « révéler » que l'on est possiblement actif·ve sexuellement ; or, ce sujet est tabou.

## Repli sur soi, honte

**Awa** a vécu surtout de la frustration et est même allée jusqu'à se présenter comme quelqu'un de « timide » pour éviter d'avoir à expliquer à ses ami·e·s qui pouvaient sortir pourquoi elle ne participait pas aux soirées alors qu'elle en avait vraiment envie.

**Awa**

« Moi, ça m'a renfermée par rapport aux garçons au collège, au lycée. Je n'ai pas du tout aimé mes années de lycée parce que je pense que je voyais toutes mes copines flirter avec des garçons, être en couple, aller en soirée. [...] J'avais de l'intérêt pour les garçons. J'étais le genre de fille qui tombait amoureuse tous les quatre matins. C'était un interdit, mais je cachais ça en disant "Je ne suis pas très soirée" alors que j'avais envie. Je ne disais jamais que mon père ne me laisse pas sortir, à part à mes amis très proches depuis la primaire et qui connaissent mes parents. »

## Rupture du lien de confiance avec les parents et sensation intense perçue

L'impossibilité de pouvoir se confier à ses parents était souvent exprimée par les filles comme une souffrance, surtout lorsqu'elles se retrouvaient en difficulté dans les relations affectives. Le manque de communication est parfois douloureux et, comme l'explique Leslie, peut conduire à des situations inconfortables, voire dangereuses. Mais en même temps, cela lui a permis de développer son imaginaire.

**Leslie**

« Du coup, ça fait que tout est exceptionnel. J'ai fait un bisou à un garçon, je me suis dit « Waouh ! ». En même temps, j'ai transgressé le truc et en même temps, c'était trop bien. [...] Le côté positif, c'est que ça a développé mon imaginaire, le côté négatif, c'est que ça brise la confiance par rapport aux parents. [...] Du coup, ça fait que par curiosité, par envie de comprendre, par envie de savoir, je me suis retrouvée dans des situations très compliquées, mais je n'avais plus confiance en mes parents pour pouvoir revenir vers eux. Ils allaient me dire : "Comment tu es arrivée là-bas alors qu'on t'avait déjà interdit de partir d'ici ?" »

En effet, pendant sa relation, Leslie n'a pas pu aller vers ses parents pour évoquer les violences physiques de son partenaire. Le tabou l'a empêchée d'en parler. Elle ne savait pas comment elle allait pouvoir leur expliquer comment, malgré l'interdit de fréquenter les hommes, elle était en couple avec un homme violent.

### Exploration ou inhibition de la sexualité

Les deux effets principaux de l'interdit ont été exprimés comme une envie très forte de transgresser, d'aller explorer et de tout essayer, ou bien une inhibition totale, un manque d'intérêt pour la sexualité, car elles savaient qu'elles ne peuvent pas y avoir accès.

**Jenifer**

« En grandissant, j'ai toujours été une fille très fidèle, je n'aimais pas avoir 150 petits copains. Ça, ça venait de l'idée intérieure que peut-être, si j'en avais plein, j'allais pas me respecter ou ceci ou machin. [...] Je n'arrivais pas à jouer même si ça m'est arrivé, mais psychologiquement, mon Dieu, qu'est-ce que c'était lourd ! [..] Je me posais plein de questions : "Est-ce que c'est bien ce que tu fais ? Tu as grandi quand même dans un quartier où on dit que la femme, il faut qu'elle se respecte **!" Et maintenant, ce que je me dis, c'est que j'aurais dû profiter, en fait (fou rire). J'aurais dû profiter !** Ça a mis des freins dans ma vie sexuelle. Je me suis retenue. J'aurais dû profiter plus. Je me suis beaucoup freinée de mon adolescence jusqu'à mes 25 ans. J'ai dit non à beaucoup de garçons à cause de cette idée en tête de vouloir passer pour la fille bien. La réputation ! Et j'aimais bien quand on disait "Ah, Jenifer, elle est bien". J'aimais bien qu'on dise ça de moi. (Rire) »

**Fati**

« L'interdit a favorisé l'exploration. Outre passer l'interdit… ça a été tellement diabolisé qu'on se dit : "Qu'est-ce que ça nous cache ?" »

**Assya**

« **J'ai eu besoin de vivre des choses intenses**, un peu dangereuses, un peu mouvementées […]. Cette phase-là où j'ai transgressé, où je suis allée vers l'interdit, où j'ai expérimenté vraiment beaucoup de choses… […] Je me suis amusée, je l'ai déjà fait avec une femme, je l'ai déjà fait avec un inconnu. J'ai assouvi plein, plein de fantasmes. […] Finalement, **mon apprentissage s'est beaucoup fait dans le secret**, parce que je ne racontais pas mes expériences ou mes aventures, à tel point qu'à un moment, j'ai pensé que j'étais dépendante affective et sexuelle. J'étais même allée dans un groupe, tu sais, comme les Alcooliques Anonymes. C'est-à-dire que je me suis tellement retrouvée seule dans cette découverte que j'aurais pu même être dans des situations plus risquées ou développer des comportements à risque, compulsifs ou addictifs. […] Et finalement, dans le chemin par lequel je suis passée, **tout a été expérimenté, tout a été vécu, ressenti et ce n'est pas forcément le mieux non plus, même en termes d'estime de soi.** Moi, ça va. Je n'ai pas eu trop de soucis, mais de manière générale, tu peux en venir à un moment à te déprécier. »

Comme on peut le voir dans ces différents verbatims, l'interdit d'avoir des rapports sexuels avant le mariage a donné des réponses différentes selon les tempéraments des femmes interrogées.

Certaines se sont censurées par crainte de la réaction des parents ou encore à cause du poids de la religion, certaines ont culpabilisé d'avoir des relations sexuelles.

Il a été également question de rupture du lien de confiance avec les parents. Pourquoi est-ce qu'ils m'ont interdit d'avoir des rapports sexuels alors qu'il n'y a rien de mal ?

Parmi les femmes interrogées, ce n'est pas la majorité, mais certaines se sont conformées à la règle et n'ont pas vécu cela comme un interdit, mais plus comme une protection de la part de leurs parents.

# Sexualité et culture

### Quel rapport entretenez-vous avec la culture de vos parents aujourd'hui ?

La quasi-totalité des filles se disent aujourd'hui à l'aise avec leurs différentes cultures tout en vivant en Europe. Mais on remarque qu'il s'agit souvent d'un cheminement qui a parfois pris de nombreuses années, avec une difficulté à se reconnaître dans l'une ou l'autre des identités, souvent au moment de l'adolescence ou, comme certaines l'ont expliqué, au moment de la rencontre avec des personnes françaises ou belges d'ascendance européenne.

La confrontation à la différence culturelle et, parfois, le poids de la religion, qu'elle soit chrétienne ou musulmane, ont provoqué chez certaines « une crise identitaire ». Parfois, culture et religion sont indissociables, comme l'a expliqué Leslie pour le Congo et la religion chrétienne, ou Fati pour les Comores et la religion musulmane.

**Leslie**

« J'ai un rapport très critique envers ma culture congolaise et aussi envers ma culture belge. Parce que par exemple, par rapport à ma culture congolaise, je vais critiquer le fait que les gens se marient hyper tôt, l'idée de découvrir une sexualité dans le cadre du mariage ou bien souvent le jour de la nuit de noces, ils font tout. Ils se font deux bisous et il faut un peu de pénétration, tu vois. Alors que je pense qu'une sexualité, ça se construit dans la découverte. Et dans le milieu évangélique dans lequel j'ai grandi, idéalement, on ne doit ne pas s'embrasser avant le jour du mariage. C'est plutôt ça l'idée. Il n'y a pas de découverte. On ne laisse pas le temps au désir de se développer, de grandir. Vous vous retrouvez marié·e ensuite dans une situation où vous devez être sexuel parce qu'il le faut. »

**Par rapport à la culture belge :** « Je trouve ça bien, de pouvoir se découvrir les uns les autres et toutes les injonctions qui sont un peu levées. On peut vivre tellement de choses sans que pèse sur nous l'obligation de se marier ou ceci, cela. Mais il y a, genre, une espèce de consommation des gens qui me dérange, le fait de ne pas creuser, de ne pas prendre le temps de construire ce désir, l'envie. Cette espèce d'immédiateté qui fait que j'ai envie, je rencontre quelqu'un, ça se passe et puis voilà. [...] Se sentir considéré·e dans le rapport, en fait, je crois que c'est ça le mot, que ce soit un partage, que ce soit vraiment un moment vécu ensemble et pas juste la confrontation de deux désirs, mais vraiment que ce soit un partage. [...] Tout le côté "Nous devons tous être polyamoureux", ça me pose problème aussi, parce que je pense que les gens ont des aspirations différentes, qu'il faut pouvoir les prendre en compte et qu'il faut pouvoir respecter ça, et que le couple hétérosexuel comme on le voit aujourd'hui, ça peut aussi être l'objet d'un désir et pas seulement les reliques du patriarcat qui nous enchaînent, etc. Mais à côté de ça, j'aime la façon dont les choses sont discutées, j'aime le fait qu'il y ait tellement de comptes Instagram qui parlent de sexualité, j'aime le fait qu'il y ait tellement de podcasts qui en parlent. J'aime le fait que ce soit quelque chose qui devient un objet de culture et de discussion. [...] Trop fière d'être congolaise ! »

**Yéma**

« Mes parents nous ont éduqués avec trois cultures différentes en même temps. C'est-à-dire qu'ils nous ont quand même éduqués avec la culture française. On va dire qu'à l'extérieur, on avait une culture française, à la maison, on avait une éducation comorienne et on avait aussi une culture musulmane, car mes parents sont très pratiquants. [...] J'ai gardé les trois. Je les accepte très bien. Le côté français, c'est un peu compliqué. La France est un peu en retard. Je trouve qu'il y a encore beaucoup d'inégalités, de discriminations. Vraiment, le racisme, je l'ai vécu jusqu'au lycée. »

**Karelle**

« Aujourd'hui, je me sens belge et rwandaise. Pendant longtemps, je ne me sentais pas légitime. Ma mère ne m'a pas transmis le kinyarwanda. J'ai grandi dans une école catholique avec une majorité de Blancs et j'étais la seule métisse de mon année. C'était assez compliqué, je ne me sentais pas rwandaise ; après, on me percevait comme noire et quand j'allais au Rwanda, on me percevait comme blanche. À la fin de l'adolescence, j'ai eu une crise identitaire à ce niveau-là. Ma mère ne m'a pas transmis la langue, mais plein d'autres choses. [...] J'ai fini par comprendre que je suis rwandaise parce que j'ai eu accès à la culture rwandaise, mais autrement que par la langue. »

**Malia**

« Je ne me suis jamais vraiment sentie africaine, par contre, je me sens beaucoup plus antillaise que française. Pour moi, je suis 100 % guadeloupéenne. »

**Honora**

« Je suis bien dans les deux cultures, mais j'avoue que mon entourage est composé à 95 % de Belges, comme moi d'origine congolaise. Très jeune, là où j'ai grandi, il y avait majoritairement des Blancs. Malheureusement, j'ai vu que ça ne les intéressait pas de nous ou de me fréquenter, alors moi aussi, très vite, j'ai cherché mes semblables. [...] Je suis toujours à la recherche d'un endroit où j'ai la possibilité d'être moi. Être moi, c'est-à-dire avoir la double culture. »

**Gladys**

« Je suis fière à 2 000 %. Il ne se passerait pas une année sans qu'on retourne chez nous. Je me sens super à l'aise avec le fait d'être une femme noire. »

Mais **Gladys** a eu du mal à accepter son métissage dans l'enfance et dit avoir vécu du **racisme intrafamilial** :

« Mon père est un indien, mais blanc. Quand j'étais gamine, j'avais du mal à trouver ma place parce que j'étais soit trop foncée, soit pas assez. On avait toujours un truc à me reprocher. [...] Comme tu ne ressembles pas à une partie ou à l'autre, c'est hyper compliqué de trouver ta place. »

**Nadège**

« J'ai été confrontée au racisme et j'ai eu plusieurs phases. J'ai eu une phase vraiment de rejet inconscient de ma culture africaine. J'étais très occidentalisée. Je ne traînais qu'avec des Blancs. [...] Et un jour, j'ai ressenti l'urgence de présenter l'endroit d'où je viens à mes enfants. Et donc, en 2010, on est allés faire dix jours et là, il y a eu un switch. Avant, l'Afrique ne me manquait pas. Et quand j'y suis retournée, je me suis dit, je suis peut-être française, mais il y a une part de mon identité qui est là-bas. [...] Et quand j'ai atteint quarante ans, j'ai fait la bascule totale. Puis, j'ai commencé à me rendre compte que finalement, les gens, quand ils viennent vers moi, ce qu'ils aiment chez moi, c'est mon authenticité. Et quand j'ai compris ça, mes racines camerounaises ont refait surface, c'était même abusé ! Et maintenant, j'ai envie de faire partager ma culture très assumée. Vraiment, il y a eu deux Nadège. Celle d'avant, un peu assimilée, et celle qui a fait une espèce de retour aux sources. Je ne renie pas ce que j'ai reçu d'ici. Je reste une afropéenne, c'est certain. Mais j'ai besoin des deux pans de mon identité. »

## Influence culture et/ou éducation sur la vie affective et sexuelle

Faire le lien entre l'éducation ou la culture reçue et la vie affective et sexuelle a été une des questions les plus difficiles pour les participantes. Surtout pour expliquer concrètement comment s'est exprimée cette influence.

C'est là où on pouvait le mieux voir celles qui avaient pris du recul et travaillé un peu la question de l'identité et de la sexualité et celles qui n'avaient pas encore conscientisé que des choses pouvaient se transmettre.

**Karelle**
« Je ne me suis jamais posé la question. »

Certaines traditions ou cultures imposent que la femme épouse quelqu'un qui soit de la même ethnie ou bien de la même appartenance religieuse qu'elle, voire les deux.

Plusieurs d'entre elles m'ont raconté les différentes « négociations » qui ont pu avoir lieu au moment du mariage d'un membre de la famille ou pour leur propre mariage. Déjà, étant toutes occidentalisées, la première question que certaines se posent est : « Est-ce que je vais perpétuer telle ou telle tradition comme la dot ? »

En effet, dans beaucoup de cultures africaines se maintient la tradition de la dot qui consiste à offrir la « fiancée » à son futur époux ; celui-ci paie la famille de la future mariée. Cela peut se faire par le versement de cadeaux ou d'objets symboliques. Les deux familles se mettent d'accord sur le montant à fixer pour la dot.

Il y a d'autres décisions à prendre aussi, comme savoir à qui appartiennent les enfants après le mariage. Certaines ethnies sont matrilinéaires et d'autres non. Aux Comores, après le mariage, c'est l'homme qui part s'installer chez la femme.

Comme les filles me l'ont expliqué, elles respectent en majorité ces traditions lorsqu'elles choisissent un partenaire de la même origine qu'elles, ou afrodescendant.

Donc même en étant nées en Europe et en vivant en France, ces traditions sont parfois toujours appliquées. La famille élargie tient donc une place importante dans leurs décisions, car concernant, le mariage elles se prennent de manière collective. Ce n'est pas la vision occidentale qui prédomine de deux individus qui se marient, mais c'est l'union de deux familles.

## Le choix du mari

**Fati**

« Culture comorienne assez forte. On doit se marier avec un Comorien du même village. Une femme doit rester à la maison. Il y a la religion aussi. Toute la culture occidentale prône la liberté, l'envie de sortir et de pouvoir s'émanciper. Trouver sa place entre les deux, ça a été un peu compliqué pour moi. [...] Si une copine disait "Viens, on va au McDo", mon père disait "NON". On avait interdiction d'aller au cinéma parce que pour mon père, c'était le lieu de la perversion. Les colonies de vacances, c'était niet parce qu'on allait pouvoir avoir une certaine liberté. Fréquenter des gens. [...] J'ai commencé à être dans une forme de rébellion à partir de dix-neuf ans. Un peu au moment où mon père est décédé. Et ça s'est vraiment accentué jusqu'à 25 ans. Je me suis mariée avec un Comorien. C'est une influence directe, déjà. On ne va pas se le cacher. »

## Rester à tout prix : la pression de la famille

**Jenifer**

« On tolère les écarts des hommes. Mon premier petit copain avec qui je suis restée très longtemps, huit ans, au bout de deux ans, je crois, il m'a trompée et je suis restée. Et sur le coup, à l'époque, je pense que je ne me posais pas trop de questions. Bon, ouais, tout le monde a le droit de faire des erreurs ; reste. Mais maintenant quand j'y pense, je me demande : pourquoi je suis restée ? **Peut-être parce que mon père a fait pareil à ma mère ? Parce que je vois qu'autour de moi mes tantes, mes cousines, elles vivent la même chose et puis elles ferment leur bouche et elles restent**. »

**Leslie**

« ***Kanga motema*, "il faut serrer le cœur"**. C'est une éducation qui mène les femmes à tout endurer. Il faut rester pour les enfants. Les hommes, c'est comme ça, ils vont toujours voir ailleurs. Replie-toi dans la prière. Fais des jeûnes incessants. Et tu ne pars jamais parce que même si toi, tu veux partir, comme vous avez été mariés devant Dieu, devant les hommes et surtout DEVANT VOS FAMILLES, il y a toujours cette intervention du milieu familial. […] On tolère tout des hommes et pour les femmes, il n'y a aucun écart qui est admis. Aucun. […] On ne conçoit pas qu'une femme puisse être infidèle, on ne conçoit pas qu'une femme puisse être toxique, la femme, c'est la pureté, c'est ceci, c'est cela et du coup, sans avoir été dans cet extrême-là, j'ai toujours eu l'idée qu'on ne quitte pas quelqu'un. Si le gars ne t'a pas battue, n'a pas mis le feu à la maison, tu ne le quittes pas. Il faut trouver une solution pour que les choses se passent bien. Et même si au bout de ces un an de relation, je me suis rendu compte que c'était pas ma chose, j'étais pas dedans, ça ne me convenait pas du tout, eh ben, je suis toujours restée, mais parce qu'il fallait rester, en fait. Je suis partie quand il m'a tapé dessus. La violence, ça a été hyper progressif et je lui trouvais toujours des excuses. Je me suis retrouvée tellement loin. […] **On t'apprend aussi à ne pas dire du mal de ton partenaire**. C'est vu comme une vertu : "Regarde cette femme, elle a traversé ça, ça, ça, et elle n'a rien dit. Elle n'a jamais dit du mal de son mari." Mais surtout, c'est ça qui fait que je suis restée cinq ans. »

Ce qui est intéressant dans ses deux verbatims, c'est le poids de la pression familiale, comment on peut répéter des schémas de manière consciente ou inconsciente. Ces femmes expriment clairement qu'elles avaient vu assez tôt que ces relations ne leur convenaient pas, mais malgré tout, elles sont restées, par peur de décevoir leurs parents, ou bien par fatalité, par habitude, parce que c'est culturel.

### Virginité : entre acceptation et culpabilité

**Honora,** pendant deux ans en couple avec un homme musulman.

« Eux, ils ont encore plus le poids de la culture et de la religion et là, je me posais tout le temps des questions, à chaque fois. C'est parce que lui aussi, il était en contradiction avec ce qu'il faisait, donc on n'était même plus à l'aise dans notre sexualité parce que et lui et moi, on avait été bercés par le poids de la culture, le poids de la religion. Chaque rapport sexuel engendrait de la culpabilité. »

**Yéma**

« Ma culture musulmane m'a influencée [...]. Ça n'a pas été un problème pour moi, de me préserver jusqu'au mariage, car c'était vraiment un choix réfléchi ; pour moi, ça avait du sens. Pour autant, il y a certaines femmes pour qui ce n'est pas comme ça et puis voilà, chacune fait comme elle veut. »

### Répétition des schémas relationnels observés

**Indira**

« On n'a pas de discussion sur le foyer, le mariage, comment on fait grandir un couple. La manière dont on a vécu ça en grandissant va vachement impacter la manière dont on va nous-même se comporter dans nos relations de couple de manière assez naturelle ; même sur des sujets pour lesquels on peut se dire qu'on a travaillé et qu'on est conscients de ça et qu'on n'a pas envie de reproduire certains schémas. Plus ou moins avec la poussée du féminisme et des débats qu'on peut entendre, il y a des sujets sur lesquels on peut se dire "Ouais, ça, aujourd'hui, je ne pourrais pas ou je ne ferais pas." **Mais même sans s'en rendre compte, on reproduit nous-même ces schémas-là**. Le viol conjugal ou le fait de n'avoir pas envie, culturellement, la question ne se pose même pas. La femme est faite pour son mari. Tu n'as pas à dire non et parfois, même si tu as conscience de certaines choses, tu vas les faire. Et **je pense qu'il faut un accompagnement pour en sortir**. »

## Mariée trop tôt

**Aya**, mariée à 18 ans avec un homme qu'elle n'a pas vraiment choisi. L'arrangement s'est fait quand elle avait treize ans, mais depuis, elle a quitté son mari et vit seule avec ses enfants.

« Maintenant, je le vis bien. Il y a eu une période où j'étais plutôt dans la colère par rapport à mon parcours. Vivre avec un homme que je n'aimais pas, avoir une vie que je n'avais pas choisie. J'avais l'impression que c'était à cause de la culture et de la religion et j'avais plein de colère intérieure par rapport à ça.

Aujourd'hui, ça va beaucoup mieux, je ressens moins de colère. Bien sûr, tant que mes parents seront là, il y aura le poids de la culture. Je les aime. Je ne leur souhaite pas de mal, mais il y aura toujours ce poids. »

« On avait commencé à parler sur le fixe, puis au bout de trois mois, il a envoyé un téléphone à la maison. Il m'a envoyé des photos, je l'ai vu. Mais d'ailleurs, je crois que ma mère, à l'époque, avait compris un peu ce qu'il y avait derrière. **J'ai le souvenir de peut-être une ou deux fois, elle m'a dit "Attention, il veut se marier avec toi",mais je n'avais que treize ans et c'était trop loin. Je n'avais pas compris, j'étais trop naïve, quoi. Ça me paraissait**

**invraisemblable. Après, j'ai dit oui à quatorze ans, à condition qu'il me laisse finir mes études. Mais un oui à quatorze ans, ce n'est pas le même qu'à trente ans.** »

En conclusion, il n'est clairement pas évident de sortir des traditions familiales en fonction des milieux et environnements dans lesquels les femmes ont grandi. Cela demande parfois un accompagnement et surtout de pouvoir prendre du recul sur ce qui a été vécu.

Aya, quand nous lui avons posé la question, ne dit pas avoir vécu un mariage arrangé. Elle parle de son choix ou se décrit comme une personne naïve. Elle semble en prendre toute la responsabilité et se blâme elle-même.

Il existe aujourd'hui de nouvelles formes de mariages arrangés qui ne sont pas nécessairement sous la contrainte, mais ils n'en restent pas moins des mariages arrangés.

## Se sentir en décalage

**Awa**

« J'avais des copines noires ou arabes. J'étais dans un lycée artistique. Je n'avais pas d'amis blancs, car au niveau culturel, je ne me reconnaissais pas ; je ne veux pas faire de généralités, mais elles n'avaient pas de complexes, osaient aller vers les gens, participer aux évènements sociaux. »

**Léonora**

« J'ai grandi dans un environnement très caucasien. [...] En fait, j'ai senti la pression des parents pour être excellent et avoir de très bonnes valeurs. C'est fou ce qu'on demande de nous, alors que quand on côtoie d'autres personnes, on se rend compte que ce n'est pas ça du tout. »

Parfois, en raison de l'éducation reçue et le milieu dans lequel elles ont grandi, les femmes ne se reconnaissent pas dans les valeurs ou les attitudes des personnes blanches qu'elles ont pu rencontrer.

Toutes ont raconté ce moment où elles se sont retrouvées en contact avec des personnes blanches et où elles se sont senties différentes. La première réaction exprimée a souvent été le rejet de l'autre ou le repli sur soi.

Une incompréhension de l'autre. Il semble que c'est une particularité propre aux personnes multiculturelles. Le lieu privilégié de la mixité étant l'école.

## Biographie affective et sexuelle

Toutes les femmes interrogées se présentent comme cisgenres et hétérosexuelles. Il leur a été demandé d'expliquer dans les grandes lignes leur parcours affectif et sexuel, comment s'est fait cet éveil à la sexualité.

Les réponses ont été très variées ; nous présentons quelques verbatims des sujets revenus le plus souvent.

### Règles précoces, puberté et manque d'éducation affective et sexuelle

L'apparition des règles marque le premier moment où la sexualité peut être évoquée par les parents, mais ça n'a pas souvent été le cas.

**Erika**

« On ne m'a jamais expliqué correctement les règles. J'avais neuf ans et demi. On m'a dit : "Tu es une femme." Je ne savais même pas ce que ça voulait dire. On t'interdit d'aller chez les gens, de dormir chez les gens. »

**Yéma**

« J'ai eu mes règles en sixième, j'avais onze ans. Le seul truc qu'elle m'a dit au sujet de la sexualité : "Ne laisse pas un garçon te toucher la foufoune", et après l'hygiène intime par rapport aux règles. »

**Fati**

« Quand on a une mère qui nous dit à douze ans quand on a ses règles : « Il ne faut pas toucher un garçon, sinon tu tombes enceinte ! », c'est un peu limité comme connaissances. »

## La première fois

L'âge moyen du premier rapport sexuel est de 19 ans.

L'âge du premier rapport sexuel pour les filles en France est de 17,6 ans, selon le baromètre santé 2016 de santé publique France.

Les femmes interrogées se décrivent souvent comme ayant débuté une sexualité tardivement ou ayant eu un intérêt tardif pour la sexualité.

Ceci est lié à plusieurs raisons, principalement :

– les restrictions imposées par les parents avec le contrôle et l'interdiction de sortir ;

– vouloir attendre de quitter le foyer familial, avoir une indépendance financière ;

– le respect de la religion pour deux d'entre elles : attendre le mariage.

Dans la majorité des cas, c'est quand elles ont pu quitter la maison familiale, accéder à plus de liberté avec le départ du père par exemple ou un déménagement pour poursuivre les études qu'elles ont pu faire des rencontres.

En sachant qu'une des femmes n'a pas encore eu d'activité sexuelle avec un partenaire au cours de sa vie.

La quasi-totalité des femmes interrogées ont été plutôt satisfaites de leur première expérience et ont eu un rapport consenti.

**Amour**

« Déjà, j'ai eu ma première fois tard. J'ai eu ma première relation à 22 ans. Donc j'ai perdu ma virginité à 22 ans. »

**Karelle,** a eu son premier rapport sexuel à 22 ans

« Je n'envisageais pas de partir tant que je n'étais pas indépendante financièrement. »

**Fati**

« J'ai commencé assez tard. À 18 ans. Je pense que je me suis beaucoup cherchée sur le plan affectif et sexuel. Pour être tout à fait honnête, j'ai pas mal enchaîné les relations. Ça a été ininterrompu jusqu'à mes 26 ans où j'ai rencontré mon mari. »

**Maureen**

« La première fois, ça s'est bien passé. J'étais dans une posture où je reproduisais. Je criais très, très fort. Je pense que c'était une imagerie de scène de sexe dans des films. C'était plus un truc de "Qu'est-ce que je suis censée faire et dire ?". J'étais un peu en panique donc j'imaginais qu'il fallait que je montre que c'était super bien et que le meilleur moyen, en tout cas la façon la plus visible de le montrer, c'était sonore et donc de crier. »

Certaines ont réalisé qu'elles avaient intégré des injonctions sociales, comme l'obligation d'avoir des rapports sexuels.

## Faire l'amour

**Indira**

« Je n'aimais pas ça. Je n'avais pas de désir en général. C'était : "On le fait quand on est dans un couple, ça fait partie des activités d'un couple." Et même avec le père de ma fille, c'était ça. [...] Je le faisais alors que je n'avais pas particulièrement envie. »

**Fabiola**

« L'acte sexuel : le faire pour le faire. Dire non, j'ai pas envie, sans se sentir coupable, ça a pris beaucoup de temps. »

## Déni de grossesse et rejet de la famille

**Indira** est tombée enceinte à 20 ans sous pilule d'un homme avec lequel elle n'avait pas spécialement prévu de rester en couple. C'était sa deuxième relation. Elle n'a pas pu avorter, elle était hors délai légal.

« J'ai fait un déni de grossesse. J'ai su que j'étais enceinte, j'étais à quatre, cinq mois de grossesse. [...] Une fois que je l'ai dit à mes parents, c'est parti dans tous les sens. Mes tantes m'ont appelée. Il y a plein de gens qui m'ont appelée pour m'insulter, même des tantes qui ne me connaissent pas plus que ça. Je l'ai d'abord annoncé à mon père par mail. J'ai fait une dissertation où je m'excusais de tout ça, de les décevoir. Je stressais énormément de leur annoncer ça parce qu'en fait, on n'a jamais eu cette discussion-là à propos des garçons, de la sexualité, même jusqu'à aujourd'hui, on ne parle pas. On ne parle pas de ça. Je leur ai annoncé ça, j'étais à sept mois tellement ça m'a pris du temps pour trouver comment leur dire le truc. Ma mère m'a appelée dix jours après et dès que j'ai décroché le téléphone, elle a commencé à m'insulter. »

Son père n'a finalement jamais rencontré sa petite-fille de neuf ans aujourd'hui et sa mère a vu le bébé juste après la naissance, et puis c'est tout. Depuis, elle échange à distance avec ses parents qui vivent en Afrique.

On ressent, à travers son témoignage, combien la pression familiale était forte pour Indira. Il y a le tabou de la sexualité, à cela s'ajoute l'interdiction d'avoir des rapports sexuels avant le mariage. Elle est issue d'une famille très chrétienne. Elle ne vivait pourtant pas avec eux à l'époque.

Ne pas avoir respecté la virginité jusqu'au mariage lui a valu d'être mise de côté, parce qu'elle exprime que ses autres sœurs sont en bon terme avec ses parents. Elles échangent régulièrement avec eux et peuvent parfois évoquer leurs difficultés. Indira dit avoir eu des conversations plutôt superficielles avec ses parents jusqu'à aujourd'hui.

D'après leurs dires, ces parents se sont sentis déshonorés, humiliés quand ils ont appris qu'elle était enceinte sans être mariée et n'ont pas pu dépasser leurs idées. Elle disait avoir une bonne relation avec son père avant.

### Avortement et sexualité plus consciente

Sujet évoqué par plusieurs filles qui en ont eu connaissance dans leur enfance ou adolescence, car des amies ou membres de la famille avaient eu recours à l'avortement.

**Doriane**, a avorté à 23 ans

« On est mi-victime mi-bourreau, les professionnels me faisaient culpabiliser alors que j'avais une contraception. […] Après l'avortement, je ne voulais plus qu'on me touche. Je ne supportais plus le contact, ce qui est très difficile parce que je suis ostéopathe. Et j'étais toujours en école. […] Il m'a fallu me réapproprier mon corps, le toucher. Cette réappropriation m'a fait prendre conscience de ce que j'aime. […] Avant l'avortement, je faisais les choses pour faire plaisir, je pensais d'abord au partenaire alors que maintenant, j'ai réévalué et je me dis qu'on est deux, et je dois autant trouver du plaisir que mon partenaire. »

**Éléna**

« Je pense avoir une sexualité plus consciente depuis maintenant trois ans. » (La naissance de son premier enfant)

## Belles rencontres

Elles ont aussi abordé les belles rencontres qu'elles ont pu faire durant leurs parcours, les relations qui leur ont permis de se découvrir davantage, de grandir en confiance, d'avoir plus de plaisir…

**Fabiola**

En parlant d'un ancien partenaire : « Révélation sexuelle » à 28 ans

## Respect des traditions

Lors d'un mariage comorien, la mère et la belle-sœur de Yéma ont joué les entremetteuses : échange de comptes Facebook et fiançailles à distance au bout de sept mois sans s'être vus. Le mariage a eu lieu en 2019. Beaucoup de complications administratives, car son mari est comorien.

**Yéma**

« Mon mari, je l'ai rencontré fin 2015, à la comorienne. Je devais avoir 23 ans, je ne voulais pas faire un mariage arrangé. »

Nous nous sommes parfois demandé quelle définition était donnée à « mariage arrangé ». Est-ce la contrainte ? Aucune n'a reconnu avoir eu un mariage arrangé, mais quand certaines racontent leur histoire, ça y ressemble fortement, même si elles n'ont pas été contraintes par la force.

### *Sex-toys*, masturbation et connaissance du corps

**Leslie**, au sujet de la découverte du porno et de la masturbation

« C'est trop bien. C'est génial. »

**Fabiola** a utilisé un sex-toy pour la première fois à 28 ans. Elle dit ne pas avoir une bonne connaissance de son corps pour autant.

### Le rapport au porno

Plusieurs ont aussi parlé de l'impact que la pornographie a eu plus tôt dans leurs premières relations sexuelles avec la répétition de scripts sexuels ou bien l'impact que le visionnage de films pornographiques avait sur leur partenaire masculin en limitant les possibilités, les manières de faire l'amour et en imposant certaines pratiques sexuelles.

Pour d'autres, le porno a été décrit comme une source d'éducation.

**Karelle**

« Avec mon deuxième partenaire, ça ressemblait fort à du porno. Il y avait très peu de toucher, de douceur. Mais sur le moment, je ne réalisais pas. Très brut, très impulsif. On ne l'avait pas conscientisé. C'est en couchant avec d'autres hommes que j'ai réalisé que ça ne me plaisait pas. »

**Karelle** regarde aujourd'hui du porno alternatif et féministe : porno d'Erika Lust. « Le porno *mainstream* me mettait très mal à l'aise. »

Ont aussi été mises en évidence toutes les questions que l'on se pose avant un premier rapport sexuel et sont revenues de manière régulière les problématiques de rapport à son corps et celui de l'autre, le manque d'estime ou de confiance en soi. Et aussi, une préoccupation autour de l'image que la femme pouvait renvoyer d'elle-même (la fille facile).

## L'entrée dans la vie affective et sexuelle par la violence pas toujours reconnue

**Éléna** : L'homme avait la trentaine et elle avait douze ans.

« C'est dans son regard que j'ai compris ce qu'était l'attirance sexuelle, l'attirance physique. Je crois d'ailleurs que c'est la première personne que j'ai embrassée. On a eu un premier baiser ensemble. C'est fou, mais je ne réalisais pas. Si c'était ma fille qui me racontait une histoire comme ça tout de suite, je me serais dit que c'est une agression, mais aujourd'hui, quand moi, j'analyse pas à pas, je me dis que c'est moi qui ai été à la découverte de ça quand même. C'est moi qui restais là assise à côté de lui, très proche. […] »

### Au sujet de la satisfaction sexuelle

« Aujourd'hui, êtes-vous satisfaite de votre vie affective et sexuelle ? »

Sur les 27 interrogées, treize insatisfaites et quatorze satisfaites. Quasiment moitié-moitié.

Les raisons d'insatisfactions invoquées sont en premier les dyspareunies, en deuxième le manque de désir et en troisième position les problèmes de communication dans le couple. L'une des femmes se dit gênée temporairement du fait de sa grossesse en cours.

## Préjugés raciaux/Fétichisation

« Est-ce que votre couleur de peau ou vos origines ont joué un rôle dans votre vie affective et sexuelle ? Si oui, comment ? »

Avec cette question, nous voulions savoir si les femmes connaissaient ou non les préjugés, stéréotypes autour de la femme noire et l'impact que ces stéréotypes peuvent avoir sur les femmes.

Finalement, les réponses ont été assez variées et n'ont pas toujours tourné autour de la fétichisation.

En premier, nous nous sommes aperçus de plusieurs difficultés en interrogeant les femmes sur la fétichisation :

– savoir bien la définir ;

– la reconnaître quand on y est confronté ;

– et une fois qu'on l'a reconnue, la dénoncer.

Sur les 27 femmes interrogées, seules trois ne savaient pas qu'il existait des stéréotypes sexuels associés à la femme noire et n'avaient pas entendu parler de fétichisation de la femme noire.

Pour rappel, voici un extrait d'un article de *Causette* du 13 mars 2022 sur la fétichisation (la souffrance des minorités sur les applications de rencontre) :

> « C'est transformer un individu en une généralité. [...] On va se concentrer sur des éléments en particulier, comme une couleur de peau ou des cheveux, afin de les associer pour faire d'une personne un représentant d'une catégorie et l'érotiser. On va considérer que l'exemplaire de la catégorie, la personne à qui on s'adresse, renferme l'ensemble des propriétés de la catégorie. C'est-à-dire qu'un homme noir va être un emblème de la catégorie des noirs et va comprendre toutes les propriétés sexuelles et érotiques qu'on peut leur prêter : il va être exotique, violent, dominateur ou encore viril. [...] Lorsque les stéréotypes ne permettent plus de descendre en particularité, et nient l'individualité d'une personne, là ça pose problème. »[1]

## Exemples de fétichisation ou d'exotisation exprimés par les filles

**Malia**

« Vous, les Antillaises, vous êtes chaudes. Filles légères avec tous les hommes de toutes carnations. »

**Léonora**

« Il y a un homme qui m'a draguée en boîte de nuit un jour et qui m'a dit : "Je suis sûr qu'entre toi et moi, au lit, ça va être bestial ; c'est sûr que tu dois être une chaude." »

---

[1] Marc Jahjah, maître de conférences à l'Université de Nantes : https://www.causette.fr/en-prive/fesses/fetichisation-la-souffrance-des-minorites-sur-les-applications-de-rencontre

Ces comportements ont provoqué différentes réactions de la part des femmes.

## Rejet de l'homme noir et questionnement sur la mixité

**Karine**

« J'ai fait un rejet de l'homme noir, car j'avais eu beaucoup d'échecs, de rejets des Afro-Antillais. À l'âge de 28ans, j'ai commencé à me poser des questions par rapport à mes relations mixtes, parce que quand je parlais de discriminations, ils ne me comprenaient pas. C'était : "Tu te victimises, de toute façon, de quoi tu te plains, tes parents sont issus d'une classe supérieure." »

## Ne pas fréquenter de personnes blanches

**Indira**

« Je ne saurais pas dire. J'ai rarement été dans des groupes d'amis hors de la communauté africaine noire. Je n'ai qu'une amie proche blanche. »

**Honora** : Choix conscient de ne fréquenter que des hommes noirs

« Je n'ai connu que des hommes noirs. J'ai très vite fait un choix. Je ne pouvais pas être mal à l'aise dans ma sphère. Déjà, la journée au boulot, j'étais la plus jeune, j'étais celle qui n'avait pas d'enfant, j'étais toujours celle hors schéma. […] Je pense que c'est une espèce de lassitude à toujours jouer une espèce de rôle social. »

**Yéma**

« Je ne sais pas si ça se dit, mais je n'ai jamais été attirée par des hommes blancs. »

Les conséquences de la fétichisation ou du racisme vécu par ces femmes sont multiples :

– le manque d'estime de soi ;
– un racisme intériorisé (colorisme) ;
– un complexe d'infériorité ;
– un rejet de soi et de sa propre couleur ;
– un repli sur soi en évitant les personnes d'un autre groupe d'appartenance ;
– une peur de confirmer le stéréotype.

## Obstacle pour faire sa première fois et rejet de soi

**Fèmi** a 22 ans. Elle n'a eu que des partenaires virtuels, à distance, et n'a pas encore eu de rapport sexuel avec un partenaire.

> « J'ai été très sexualisée : gros seins, grosses fesses alors que mon copain était aussi noir. »
>
> « Difficile de rencontrer sur les applis de rencontres et faire sa première fois. [...] J'ai même regardé, plus jeune, comment s'éclaircir la peau. Voilà. »

Elle a consulté des psychologues pour être accompagnée par rapport à l'image qu'elle a de son corps, mais n'a pas encore trouvé le professionnel qui lui convient.

Le fait d'avoir été hypersexualisée a créé des complexes physiques, un manque d'estime d'elle-même jusqu'à penser à se décolorer la peau pour plaire et entrer dans les standards de beauté ainsi qu'une appréhension à chaque nouvelle rencontre. Elle utilise principalement les applications de rencontres et dit avoir fait face à beaucoup d'hypersexualisation. Elle est même allée consulter des psychologues pour parler de ses difficultés.

## Peur de confirmer les stéréotypes

Dans ce cas précis, Maureen explique comment elle a adapté son apparence pour ne pas coller aux stéréotypes. L'image qu'elle renvoie d'elle en tant que femme noire a été une préoccupation importante dans sa vie, puisqu'elle parle d'années de suradaptation.

**Maureen**

« Comme j'étais dans une période de ma vie où je prenais beaucoup de distance par rapport à mes origines, il y a des trucs que je ne captais pas, mais j'étais aussi dans la manière de m'habiller, de me coiffer dans une espèce de sobriété ou de neutralité, mais qui n'était pas vraiment pour éloigner ce risque-là de fétichisation, mais qui était plus largement pour me dissocier de l'imagerie qu'il pourrait y avoir autour de la femme noire. »

**Donc, tu as adapté ton apparence physique ?**

« Oui, moi j'ai des années de suradaptation derrière moi, effectivement, pour ne pas répondre aux stéréotypes en général de la personne noire. »

## Désirabilité de la femme noire et manque de représentation

**Tatiana** a exprimé le fait de se sentir invisible et pense ne pas plaire aux hommes blancs : « Je n'ai pas les formes des femmes noires. »

**Léonora**

« Oui, je pense que quand j'étais plus jeune, je n'étais pas le premier choix. Je ne rentrais pas dans les codes de beauté [...] jusqu'à 20 ans. »

**Fabiola**

« Est-ce que tu te perçois belle ou pas belle ? Est-ce que tu as accès aux hommes que tu veux ? [...] Je n'ai jamais pensé, jusqu'à la quatrième, que c'était un problème. Jusqu'à ce qu'on me dise : "Je n'aime pas les Noires", "Les femmes noires sont comme ça..." Ça crée de la méfiance pour un homme noir : est-ce que c'est un homme à Blanches ? Et pour un homme blanc : est-ce que c'est un homme à Noires ? Je l'ai appris en quatrième qu'apparemment, il y avait une hiérarchie entre les femmes. Ça m'a un peu secouée. Je ne sais pas dire si c'était du racisme ou pas. En même temps, chacun a le droit d'avoir ses goûts. »

Les femmes exprimaient souvent le fait de ne pas se sentir attirante, désirable, d'être un second choix et ont dénoncé un manque de représentations positives de la femme noire dans la société, les médias, un manque de modèles de femmes noires à qui s'identifier.

### Fétichisation et remise en question

**Karelle**

« Je ne suis sortie qu'avec des hommes qui se disent aimer que les femmes non blanches, que des Blancs, Belges ou Français. À chaque fois, je me pose la question : est-ce que c'est du fétichisme ou pas ? Je suis toujours en pleine réflexion et parfois, ça m'arrive de me demander : "Et si j'étais blanche est-ce qu'ils seraient sortis avec moi ?" [...] Je pense que je n'ai pas envie de trop creuser, parce que c'est remettre tout en question. Mais par contre, dans d'autres rapports type plan cul, j'ai déjà été exotisée de manière très frontale. »

Karelle nous a expliqué n'avoir fréquenté que des hommes blancs et s'est rendu compte pendant l'entretien qu'il y avait peut-être un « *white goal* » (ce sont ses mots). Être avec un homme blanc, plus âgé et qui a bien réussi socialement.

Dans cet exemple, Karelle semble connaître les phénomènes d'hypersexualisation ou de fétichisation, mais n'ose pas les remettre en question, car les conséquences dans sa vie seraient trop importantes. Elle reconnaît même s'être sentie valorisée par le fait d'avoir été en couple avec des hommes blancs de classe sociale plus élevée qu'elle.

## Racisme intériorisé, complexe d'infériorité et intégration des stéréotypes

**Malaïka**, originaire de l'île de la Réunion, a parlé de son racisme intériorisé et du colorisme :

> « L'homme blanc de métropole (appelé un *zoreille*) = le Graal, et les non blancs sont au bas de l'échelle. Le Noir, dit *cafre*, est violent, frappe sa femme, macho, et les *zoreilles* sont meilleurs que les autres. »

**Malaïka** explique aussi que selon elle, cette hiérarchie des personnes (colorisme) s'applique encore aujourd'hui sur l'île.

Le colorisme, c'est « un concept sociologique qui désigne la différence de traitement social entre les personnes à peau claire et les personnes à peau sombre. La norme étant la peau blanche,tout ce qui s'en éloigne est infériorisé, considéré comme laid, ou arriéré ».[1]

Certaines études sur les applications de rencontres ont prouvé que les hommes noirs ont tendance eux-mêmes à choisir des femmes qui n'appartiennent pas à leur

[1] https://www.anacaona.fr/blog/colorisme-decolonial-racisme-solitude/

communauté. Le hashtag #ToutEstNoirSaufNosMeufs, lancé sur Twitter en 2016 par homme noir, en témoigne.

D'après Christelle Murhula :

> « Être associé·e de manière amoureuse ou même sexuelle avec une femme noire est une régression sociale pour les personnes issues des classes moyennes et dominantes, quelle que soit leur race. [...] Plus on monte dans les classes sociales, plus ce sentiment de régression est fort, le rejet est d'autant plus violent dans la manière dont il est exprimé. »[1]

On voit bien, par ces quelques témoignages, comment les stéréotypes ou le racisme intériorisé peuvent avoir des conséquences néfastes sur la santé mentale de ces femmes par le fait de se déprécier, ne pas se sentir belle ou désirable, cf. le tableau des difficultés sexuelles : le problème le plus important est l'image de soi.

> « Une haine de soi se développe souvent chez ces femmes noires, qui dépensent neuf fois plus d'argent pour leur beauté afin de ressembler à un modèle occidental. » (D'après Rokhaya Diallo dans son ouvrage **Sois blanche et tais-toi**)

En France, Racky Ka, psychologue, travaille sur l'impact des discriminations et des stéréotypes sur la santé mentale. Sa thèse en 2013 portait sur la menace du stéréotype et la perception de soi des femmes afrodescendantes et des Noir·e·s de France.

Voilà ce qu'elle dit dans le podcast LSD (La Série Documentaire) sur *France Culture* :

> « Le racisme impacte la santé physique et mentale des personnes racisées de plusieurs manières. [...] Deux mouvements coexistent : d'une part, on a les

[1] *Amours silenciées*, Christelle Murhula, p. 52-53

personnes extérieures qui utilisent les stéréotypes ou préjugés pour exclure une personne ou avoir un comportement excluant envers une personne. Les personnes racisées sont confrontées au quotidien à des situations où ils peuvent être rejetés, violentés, ignorés… […] Le fait d'expérimenter cela crée de l'anxiété, une fragilité psychologique : c'est le premier mouvement. Deuxième mouvement : l'effet de menace du stéréotype. Le fait d'avoir peur de confirmer par sa performance ou son comportement les stéréotypes négatifs associés à son groupe. Exemple : « Noir égale infériorité intellectuelle. » […] Je pense à ces stéréotypes, ça me stresse et finalement, je n'y arrive pas. Je confirme le stéréotype : c'est l'effet de menace de stéréotype. Ça a été mis en évidence aux États-Unis dans les années 1990/1995 sur des Noirs américains et ça a été généralisé à plusieurs autres groupes stéréotypés. C'est-à-dire qu'à partir du moment où il y a un stéréotype négatif associé à un groupe, on peut avoir cet effet de menace. Avez-vous eu peur de confirmer ces stéréotypes ? "C'est ce que je fais tout le temps" a été la réponse dans 100 % des cas. Il y a une double pression, moi, toute seule dans mon coin, je me mets la pression. J'ai la pression de ces stéréotypes : ça m'impacte puisque ça crée de l'appréhension, un peu de stress, de l'anxiété. »[1]

Le film *Noirs de France*, sorti en 2022, réalisé entre autres par Alain Mabankou qui a effectué le test dit « de la poupée », montre qu'en 70 ans, les résultats n'ont pas changé. Tous les enfants noirs ou métis ont choisi la poupée blanche au détriment de la poupée noire. La poupée blanche, étant jugée « plus belle », prouve que les préjugés sont

---

1 https://www.radiofrance.fr/franceculture/podcasts/lsd-la-serie-documentaire/ce-que-fait-le- racisme-a-la-sante-7988796

encore aujourd'hui très présents et s'imprègnent parfois inconsciemment dès le plus jeune âge.

Lors des entretiens, il y avait quand même une différence entre les personnes nées en Europe et ayant vécu majoritairement en situation de minorité et les personnes étant nées à l'étranger ou ayant vécu dans un environnement majoritairement noir, sur l'appréhension du racisme, le fait de savoir le repérer. Les personnes ayant évolué dans des milieux en minorité ethnique depuis l'enfance semblaient plus sensibles et méfiantes sur la question du racisme.

Comme le dit **Fabiola** : « Ma couleur de peau a influencé la manière dont je me suis construite. À l'époque, tu n'avais pas Instagram avec toutes les influenceuses, dans les magazines de mode, tu n'avais pas beaucoup de femmes noires. »

## Violences

74 % des femmes interrogées ont déjà subi des violences (20/27). Ce nombre est très important !

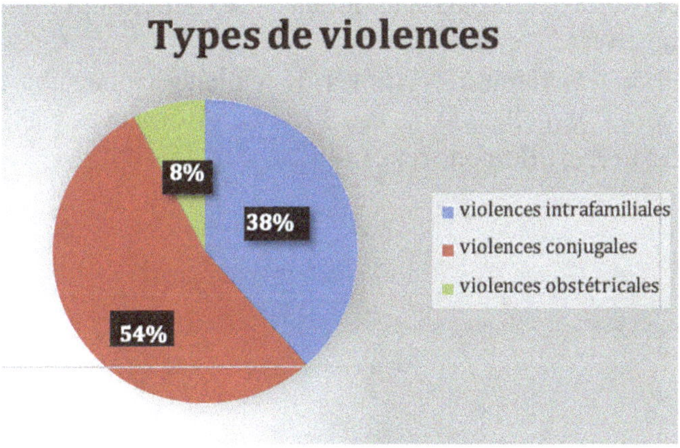

On constate que plus de la moitié des violences sont des violences conjugales.

Pour aller plus loin, on a voulu faire une répartition en termes de violences physiques, psychologiques et sexuelles.

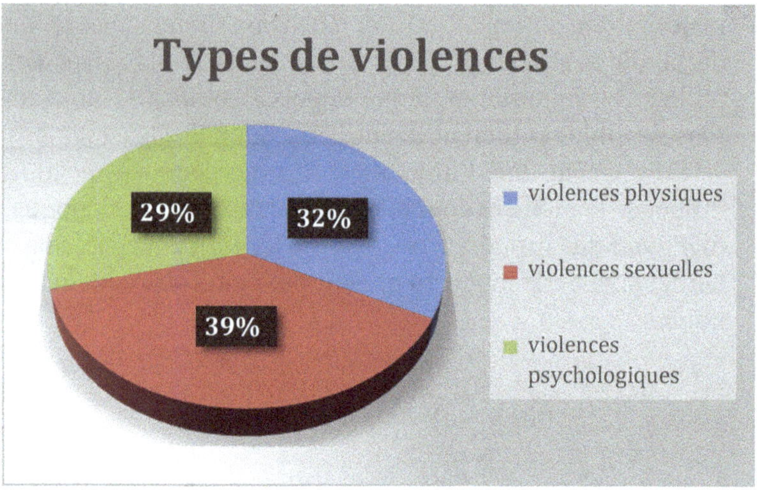


Les trois types de violences sont à peu près proportionnelles, mais les violences sexuelles sont tout de même en tête.

39 % des femmes victimes de violences ont subi des violences sexuelles. Dans ces 39 % de violences sexuelles, voici la répartition par types.

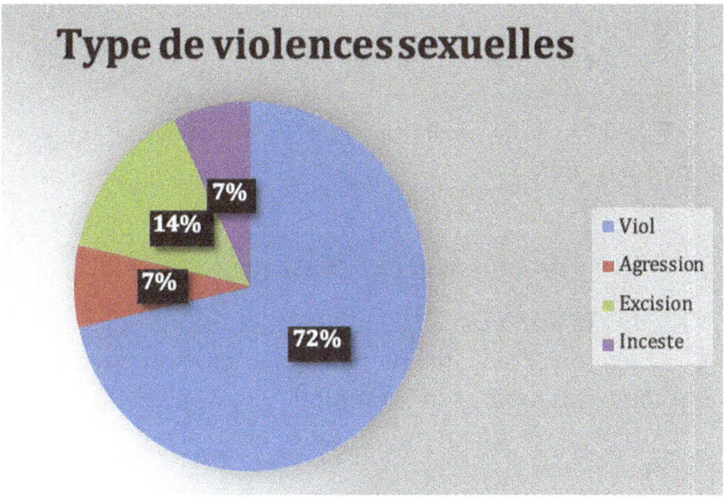


Certaines femmes expriment un parcours de vie affective et sexuelle rempli de violences, beaucoup en parlaient pour la première fois.

On ressent un silence très fort autour des violences avec un déni de parole pour celles quiont essayé de parler.

**Déni de parole**

**Nadège**

« C'était mon petit secret à moi. Je l'ai dit à ma mère qui n'a rien fait et qui connaissait mon agresseur. Il m'a même emmenée à l'aéroport le jour où j'ai quitté le Cameroun. »

**En parler ou conscientiser les violences pour la première fois**

**Jenifer**

« C'est compliqué, parce que cette introspection, je la fais maintenant. Au moment où on en parle. »

**Karine**

« Les violences physiques, j'en ai jamais parlé à personne ? »

Elle a envie de consulter un·e sexothérapeute, mais ne se sent pas prête.

## Prise de conscience et conséquence du viol

**Éléna**, 38 ans, violée quand elle était enfant

« Aujourd'hui, maintenant que ça sort, avoir été embrassée dans son sommeil, c'est une agression sexuelle, mais quand je l'ai dit à mère, elle a dit que ce n'était rien. »

**Doriane,** 26 ans

« Finalement, je n'ai pas mis dessus le nom de « viol conjugal », car finalement, c'est que récemment que ça commence à se conscientiser, cette notion, mais avec le recul, je me suis dit : oui, c'est ça. Et ça m'a marquée dans le sens où pendant les rapports qui ont suivi cet acte avec les autres personnes, j'avais comme des flashbacks de cet évènement. Je me retrouvais tétanisée ou en pleurs avec le même sentiment d'angoisse ou d'anxiété. »

**Fabiola,** 34 ans, violée par un cousin, a fait une dépression en post-partum

« J'en ai parlé de suite. Il y a eu un déni de ma parole. Personne ne m'a crue. J'avais dix ans, il en avait seize. Est-ce qu'il n'avait pas la capacité de comprendre ? Est-ce que c'est l'ignorance de la personne ? Tout est rapport de domination dans la vie. […] Quand je suis devenue maman, tout ça, c'est ressorti. »

**À propos du viol :** « Je ne l'ai pas travaillé en particulier. J'ai travaillé tout ce que je ne veux pas transmettre. Ilfaudrait que je pense faire un vrai travail, mais je ne sais pas. J'ai mis du temps à me dire : "J'ai été victime d'agression sexuelle." Ça, c'est tout récent. Maintenant, je mets des mots dessus parce que je lis des choses, mais c'est tardif. »

**Fati,** 36 ans, agression sexuelle à sept ans par un cousin.

« Il devait avoir seize ans. J'en ai jamais parlé à ma mère jusqu'à aujourd'hui. Je crois que j'en ai parlé à ma sœur il y a trois ans, et j'en ai parlé à mon mari. […] Ça a tout déconstruit dans ma vie. Ça a fait que j'ai un rapport au corps et à la sexualité totalement biaisé. Je me dis que coucher avec quelqu'un, c'est une formalité. Je ne sais même pas comment le dire. C'est horrible. J'ai eu du coup un parcours psychiatrique assez intense. Psychologue d'abord, puis psychiatre. Et là, je suis en fin de prise en charge par le psychiatre. C'est au post-partum que j'ai complètement vrillé. J'ai demandé à être internée pour protéger tout le monde. C'était il y a quatreans et demi. »

D'après les témoignages recueillis, voici les différents impacts des violences :

– tentative de suicide ;
– dépression ;
– manque de confiance en soi ;
– difficulté ou troubles sexuels.

Ce n'est majoritairement que lors de rencontre d'un partenaire « bienveillant » qu'elles ont pu sortir de violences ou questionner leurs relations précédentes.

**Malia,** 36 ans

« Je suis féministe engagée aujourd'hui. Je me bats pour la cause féminine et les violences sexistes et sexuelles. Aujourd'hui, d'un point de vue sexuel, je pense à mon plaisir avant tout. Je ne gâche plus mon énergie à porter unhomme. »

**Elena,** 38 ans

« Je ne sais pas te dire. »

**Nadège,** 51 ans

« Le rapport au corps, j'ai vu une thérapeute à un moment. J'ai été agressée sexuellement plus jeune et c'est quelque chose que j'avais enfoui et qui m'a pété en pleine gueule. Et je l'ai fait après mon divorce.

Quand j'étais enceinte de ma première fille, ça m'a explosé à la gueule. C'était un médecin psychiatre, mais le rapport collaboratif n'était pas top, mais à l'époque, je n'avais pas beaucoup de moyens et c'était remboursé par la Sécu.

Et quand c'est allé mieux pour moi (financièrement en 2016), j'ai pu aller voir une psychologue que je payais etque j'ai vue pendant un an et demi à peu près.

Je ne me regardais pas. C'était très difficile. Et la première fois, quand elle m'a demandé : "Vous vous masturbez ?" *Chocking* ! Et elle m'a dit : "Mais comment vous savez que vous avez du plaisir ?" Ben, j'en sais rien. J'en ai pas. Et je me suis rendu compte que je n'avais jamais abordé la relation amoureuse en termes de plaisir. C'est-à-dire que d'entrée de jeu, je servais à satisfaire le désir d'un homme. C'était intégré et plus vite ça se terminait, mieux c'était. Je simulais à mort. Et avec mes cousines, on se le disait. Simule, ça passe plus vite. »

Sur les 20 femmes à avoir déclaré des violences, neuf ont eu un suivi avec un·e psychologue et/ou un·e psychiatre.

Les femmes ayant subi des violences physiques n'ont jamais consulté pour ce motif.

C'est l'apparition d'une dépression en post-partum, une tentative de suicide, les violences obstétricales qui ont provoqué la consultation avec le psychologue ou le psychiatre.

Les consultations ont eu lieu vraiment à distance des agressions, plusieurs années après et quand la personne avait atteint un état de souffrance important.

Dans deux cas seulement, c'était à l'initiative des patientes elles-mêmes.

L'arrivée du premier enfant semble être un élément déclencheur qui ravive le traumatisme autour de la violence sexuelle.

Il reste onze femmes qui n'ont à l'heure actuelle aucun suivi. Certaines se sentent mieux, mais ce n'est pas la majorité.

La plupart n'ont pas vraiment justifié pourquoi elles n'ont pas eu ou souhaité d'accompagnement, mais voici quelques raisons invoquées :

- le manque de temps ;
- le fait de ne pas se sentir prête ;
- le manque d'argent ;
- la difficulté à trouver un professionnel de santé avec lequel elles se sentent assez en confiance.

**Karine**

« J'aimerais avoir le courage d'en parler. »

**Qu'est-ce qui fait que vous n'en parlez pas ?**

« La peur des souvenirs. »

**Difficultés et troubles sexuels**

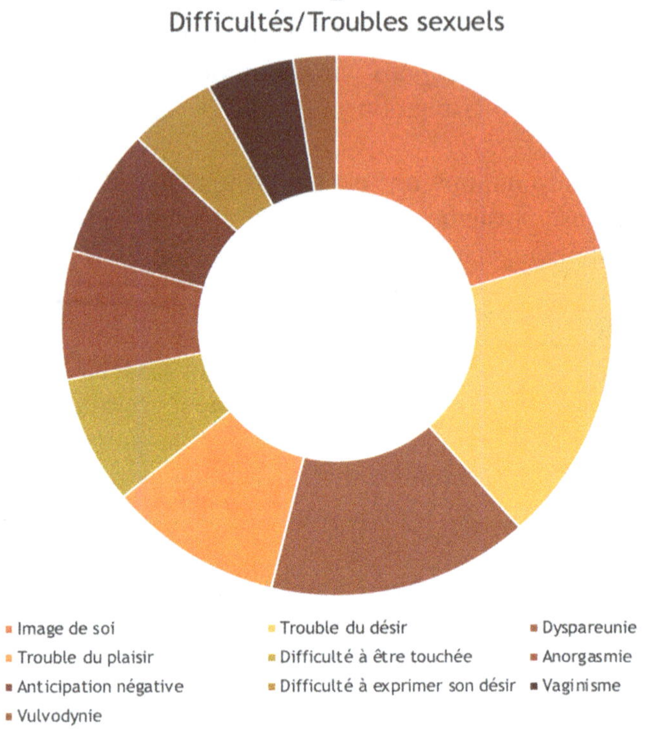


70 % des femmes affirment avoir rencontré des difficultés ou des troubles depuis le début de leur vie sexuelle.

Les difficultés les plus exprimées sont celles liées à l'image de soi et en deuxième, les troubles du désir. Les troubles du plaisir sont souvent mis en lien avec la naissance d'un enfant.

Parmi les 70 % des femmes qui ont rencontré des difficultés sexuelles, deux ont consulté un·e sexothérapeute, mais qui n'était pas sexologue. Et une femme consulte une psychologue pour les problèmes de communication dans son couple et le manque de désir.

## Image de soi

**Awa**

« Je suis à l'aise avec lui parce qu'il vient de banlieue, il a grandi avec des personnes racisées. Il est métis.

Le fait qu'il ne soit pas blanc à 100 %, ça m'a fait un clic par rapport à mon corps. »

« Avoir les jambes écartées, ça me mettait mal à l'aise. »

« C'est ce que tu vois sur Internet. Je traînais beaucoup sur les blogs. »

**Françoise**

« À quoi je ressemble pendant l'acte ? [...] Après, il y a tout ce que tu vois sur les réseaux : "Est-ce que tu mouilles ?" »

Il y avait une préoccupation assez récurrente dans les discours des femmes qui avaient des difficultés autour de l'image de soi, une charge mentale concernant leur apparence. Vouloir absolument entrer dans les standards de beauté. « Est-ce que je plais ? » « Est-ce que je ne passe pas trop pour une fille facile ? »

## Lien entre difficultés sexuelles et éducation

**Murielle**

« Oui, j'avais du mal à être touchée. Je n'étais pas du tout habituée, donc au départ, j'avais vraiment une carapace, j'étais très froide. J'avais du mal à m'ouvrir, tout simplement. Pour moi, inconsciemment dans ma tête, me laisser toucher ou le laisser m'embrasser c'était m'ouvrir, m'exposer, donc j'avais peur qu'on se foute de ma gueule, qu'on me blesse, ou je sais pas. Mais du coup forcément j'avais une carapace au début et ça m'a pris beaucoup, beaucoup de temps de m'ouvrir, et de me laisser en fait m'exprimer.

Du coup, je pense que c'est ma vision des relations assez froides que j'ai eue. J'ai grandi dans un truc où on était assez froid, on ne parlait pas de sentiments. Par exemple, je ne dis pas "je t'aime" à ma mère ni à ma sœur. Dans les actes, ça se voit que je les aime, mais on ne parle pas de nos sentiments. On n'est pas démonstratifs dans la famille et forcément, ça se transpose aussi dans les relations amoureuses. Après, c'est ma personnalité aussi. J'ai un côté très timide, très réservé. »

**Erika**

« Je vois une psychologue pour essayer d'améliorer ma communication et ma confiance en moi. Je ne me lâche pas ; pourtant, il est très attentionné, très gentil. C'est moi qui dois lâcher prise. Je n'ai jamais envie tellement je suis chargée dans ma tête. Je n'en parle pas à mon mari. Oui, il sait que je vais chez la psychologue. »

**Thérapie de couple ?**

« Je pars du principe que c'est moi qui ai un problème et je ne veux pas lui imposer ça. C'est à moi de faire des efforts. Mon plus gros souci, c'est la communication. On n'a pas appris à parler, à exprimer ce qu'on ressent. »

Ces deux femmes mettent en lien l'éducation qu'elles ont reçue avec les difficultés qu'elles ont à exprimer leurs sentiments dans leurs relations.

Motifs de non-consultation sexologique :

– préjugés : « On s'est dit que c'était un truc de Blancs » ;

– ne connaissait pas l'existence des sexologues ;

– manque d'argent ;

– refus du partenaire : démarche qui doit se faire à deux.

En tout premier lieu, les filles espèrent toujours que le problème va disparaître avec le temps et elles minimisent les symptômes ou leur souffrance. L'autre réponse la plus fréquente a été : « Je travaille sur moi », mais sans pouvoir expliquer concrètement comment ce travail s'opère.

**Murielle :** Pourquoi elle ne consulte pas

« C'est un sujet trop intime pour moi. Je n'en parle qu'à la personne avec laquelle je suis. Même avec les amis, ça reste très compliqué. C'est un sujet trop tabou. J'en parle, mais je suis assez réservée là-dessus. [...] Du coup,c'est une question que je me pose lorsque je vais me remettre en couple. Est-ce que je vais me sentir suffisamment à l'aise ou est-ce que ça va revenir ? Je me pose la question, mais du coup, je ne sais pas encore.

Je pense que voir un sexologue ça m'aiderait beaucoup, mais j'ai un rapport compliqué avec le corps médical. **Tu vois, aller voir un psychologue même si je sais que j'en ai besoin, je vais retarder ça jusqu'à super longtemps.** Jusqu'à me décider à le faire. Je suis une personne qui va vraiment chez le médecin ou quelqu'un du corps médical quand vraiment, il y a un gros problème. **C'est aussi quelque chose que j'ai besoin de déconstruire,** je crois. Bon, j'aurai du mal, je pense, mais je crois que ça pourrait vraiment m'aider et en plus, comme c'est un sujet encore tabou pour moi, je n'en parle pas publiquement. **Mais franchement, c'est dommage que j'aie ces types de blocages, car ça pourrait m'aider.** »

**Karelle :** N'a jamais consulté de professionnels de santé

« Je ne voyais pas ça comme une grosse problématique. Je n'ai pas une douleur à en mourir. Même si ma douleur à moi, c'est la peur du jugement. La peur d'être rejetée au début de la relation. [...] C'est horrible pour moi de dire ça. Je me dis : "J'ai mal, mais ça va passer. Demain sera un jour meilleur et après-demain sera meilleur." Je n'avais pas envie de lui dire à chaque fois au moment où il y avait pénétration : "Oh non, j'ai mal, j'ai pas envie. Oh non, j'ai peur." »

Elle a supporté la douleur pendant plusieurs années et le problème s'est résolu après son accouchement.

**Erika**, a cherché longtemps le·la psychologue qui lui correspond.

« J'attends qu'il·elle connaisse un peu mon histoire, d'où je viens. Par exemple, la psychologue que je vois, elle est capverdienne. Je l'ai choisie exprès. J'en ai déjà vu plusieurs avant : une Française, une Luxembourgeoise. Il y a des notions qu'elles n'arrivent pas à capter. C'est subtil ; moi, je ne peux pas expliquer. Et ma psychologue capverdienne, s'il y a des mots que je suis obligée de dire en créole, elle va tout de suite savoir de quoi je parle. Je pense que ça, c'est très important. [...] Je devais tout expliquer et elles ne comprenaient pas. Je n'aurais pas à aller expliquer d'abord comment sont mes parents. Par exemple, que mon père a trompé ma mère. C'est quelque chose de normal. Il faut que le·la soignant·e sache ça. Qu'il·elle comprenne. »

On voit à travers ces différents exemples que parmi les difficultés sexuelles rencontrées, certaines femmes font le lien avec leur culture ou l'éducation reçue, ou plutôt, le manque d'éducation.

Solutions quand elles ne consultent pas un sexologue :

– recherche de solutions sur Internet, les réseaux sociaux ;

– discussion avec les amis, parfois avec les frères et sœurs ;

– religion, spiritualité.

Au sujet des frères et sœurs et des amis, même si c'est une possibilité qui a été évoquée à plusieurs reprises, les filles expliquent qu'elles se tournent beaucoup plus vers leur partenaire du moment. En effet, pour la majorité, elles fréquentent des personnes de même culture qu'elles pour lesquelles parler de sexualité est tabou, donc elles ont parfois des difficultés à se confier sur ce sujet. Et concernant les frères et sœurs, c'est pareil.

## Désir et plaisir

100 % disent ressentir du plaisir lorsqu'elles ont des rapports sexuels

6/27 expriment ne pas se sentir capable d'initier un rapport sexuel avec leurs partenaires lorsqu'elles ressentent du désir.

## Le silence

Que ce soit face aux violences de tous types ou bien aux difficultés sexuelles, les femmes interrogées n'ont en majorité pas consulté de professionnels de santé ou n'en ont parlé à personne.

Faire ce genre d'étude contribue au travail de libération de la parole des personnes victimes de violences et, nous l'espérons, provoque chez les personnes interrogées un questionnement sur leur vécu de la sexualité et des violences afin que le consentement soit au cœur de leur réflexion.

Le nombre important de femmes victimes de violences dans ce panel rappelle que les violences touchent tous les milieux sociaux et les femmes de tout âge.

Dans les cas de violences sexuelles : « Dans **91 % des cas**, ces **agressions** ont été **perpétrées par une personne connue de la victime**. Dans **47 % des cas**, c'est le **conjoint ou l'ex-conjoint qui est l'auteur des faits**. »[1]

100 % des femmes de l'étude connaissaient leur agresseur.

Selon l'enquête CSF, Bajos N., Bozon M., sur les agressions sexuelles en France (2008), à la question « En avez-vous parlé à quelqu'un ? », 46 % des femmes et 62 % des hommes ayant subi l'un de ces actes disaient n'en avoir parlé à personne avant l'enquête.

Comme **Assya**, 39 ans :

> « Je crois que c'est la première fois que je vais le dire à haute voix. Je dirais qu'il y a eu beaucoup de découvertes entre frères et sœurs. Ça veut dire concrètement des attouchements, des pratiques sexuelles qui n'étaient pas adaptées à notre âge, à notre lien familial. […] J'ai une petite sœur qui m'a avoué récemment qu'il y a eu de l'inceste et visiblement, j'y aurais assisté. Mais moi, je ne me souviens pas, je n'ai pas de souvenirs. »

Moins de 10 % des viols font l'objet d'une plainte. Dans notre panel, deux femmes ont porté plainte, une seule l'a

[1] https://arretonslesviolences.gouv.fr/je-suis-professionnel/chiffres-de-reference-violences-faites-aux-femmes# : ~ : text=En%202021%20%3A,violences%20au%20sein%20du%20couple.

maintenue jusqu'à aujourd'hui. Concernant les violences sexuelles subies dans l'enfance, 69 % des victimes parlent des violences sexuelles subies, 8 % des victimes qui ont parlé des violences ont été protégées (enquête IPSOS 2019, « Violences sexuelles dans l'enfance »).

Une des conséquences psychologiques des violences sexuelles est l'état de stress post-traumatique. Dans le cas de violences conjugales, 58 % d'état de stress post-traumatique ; 24 % chez l'ensemble des victimes de traumatismes (Astin, 1995), avec des chiffres encore plus importants quand les violences sont répétées et habituelles pendant des années, et quand il y a eu des violences sexuelles (jusqu'à 80 %, Breslau, 1991).[1]

De plus, tout au long de ce mémoire, l'image de la femme forte ou potomitan est revenue. Ce stéréotype semble avoir été intégré par les femmes elles-mêmes comme une norme à reproduire.

Le maintien dans des situations de violences a été parfois justifié par cette pression sociale généralement transmise par les mères et la famille de rester forte en toute situation et d'accepter l'inacceptable.

On voit que même si ces femmes ont grandi en Europe et pour la plupart se sentent à l'aise dans leurs multiples cultures, il paraît difficile de se débarrasser de ce stéréotype.

En plus des nombreux diktats imposés à la femme sur sa manière de s'habiller, la charge mentale dénoncée dans les couples hétérosexuels aujourd'hui, la femme afrodescendante porte également ce poids de la femme forte.

Quelle place pour la vulnérabilité ? Ce mot a été absent de toutes les conversations.

---

[1] https://www.memoiretraumatique.org/assets/files/v1/Articles-DrMSalmona/2017_Muriel_Salmona_Violences_conjugales_le_droit_d_etre_protegee_DUNOD.pdf

Depuis 2020, le hashtag #softlife est apparu sur TikTok et Instagram. Il a été lancé par une influenceuse nigériane. Il est principalement utilisé par les femmes noires en réponse au stéréotype de la femme forte pour les encourager à mener une vie avec moins de stress, moins de pression, et à accepter leur vulnérabilité : prendre en compte leur santé mentale et rechercher leur bien-être avant celui des autres. D'autres l'emploient aussi pour illustrer une vie luxueuse et sans stress.

De nombreuses discussions ont été lancées à ce sujet entre femmes de la communauté noire, notamment aux États-Unis dans certaines émissions radio pour expliquer en quoi cette attitude « forte » peut les desservir.

Certain·e·s ont exprimé le fait de ne jamais avoir vu leur mère se plaindre, craquer ou bien pleurer et que cela pouvait encourager à normaliser le fait que la femme noire soit souvent perçue comme forte.[1]

Le podcast *Si maman m'avait dit*, créé par une jeune femme camerounaise, donne la parole aux femmes afrodescendantes. Dans bon nombre d'épisodes, elles évoquent les non-dits ou secrets qu'il y avait dans leur famille ou bien les choses auxquelles elles n'ont pas été préparées avant d'entrer dans une vie de couple. La sexualité est un thème qui revient souvent. Une manière indirecte de pouvoir lever le silence sur les violences subies.

Même si la thérapie n'est pas la seule solution pour guérir des traumatismes, elle reste un moyen très efficace d'aller explorer, d'analyser son passé, de prendre de la distance sur les évènements, de se sentir mieux et surtout d'éviter de reproduire.

---

[1] Article du 24 mars 2023 : https://www.essence.com/health-and-wellness/living-the-soft-life/

La transmission reste un sujet sensible pour ces femmes lorsqu'elles ont vécu des traumatismes et que ceux-ci n'ont pas du tout été travaillés.

# Conclusion des entretiens

## Accompagnement idéal dans l'éducation à la vie affective et sexuelle

La question qui leur était posée était de savoir ce qu'elles auraient aimé qu'on leur enseigne sur la vie affective et sexuelle avant d'avoir leur premier rapport ou bien ce qu'elles auraient aimé changer dans leur parcours par rapport à l'éducation qu'elles ont reçue sur la vie affective et sexuelle.

Les thèmes à aborder qui sont revenus dans les discussions sont :

– normaliser la sexualité, ne pas l'associer à la honte ou à la culpabilité ;
– prévenir sur les IST, la grossesse non désirée, les violences, la contraception ;
– informer sur le développement du corps à la puberté ;
– plaisir, désir et consentement ;
– déconstruire les injonctions (critiquer le cinéma) ;
– comment flirter ;
– acceptation du corps ;
– parler des pratiques sexuelles, ne pas limiter à la pénétration.

**Par qui ?** Un adulte, un parent, les frères et sœurs plus âgés

**Où ?** Dans la sphère familiale et à l'école

**Comment ?** Podcast, conférence en petit groupe, rendez-vous en individuel

**Cadre ?** Bienveillance, confiance, tolérance et écoute

**Maureen**

« Je pense que j'aurais voulu avoir **une *safe place***, un espace de parole avec un adulte [...]. Avec les garçons, il n'y avait pas le même discours. Avec les filles, **il y**

**avait vraiment ce discours de honte, de fille facile,** tu vois, il y avait tout ce truc-là et je pense que j'aurais voulu avoir juste quelqu'un qui réponde à mes questions, qui dise : "Voilà, il y a des choses auxquelles il faut faire attention, mais à la base, **c'est juste un énorme kiff** et ce sera de le partager avec quelqu'un qui le mérite et qui le prend aussi comme un kiff et pas comme une performance ou une violence." C'est quand même un des grands plaisirs de la vie. »

**Fabiola**

« J'aurais aimé qu'on me dise : "Tu le fais quand tu veux et il faut que le mec aussi soit **en mesure de t'apporter du plaisir."** Ça, j'aurais aimé qu'on me le dise. »

**Indira**

« Avoir plus de discussions avec ma mère sur ces sujets-là [...] quand j'ai commencé à avoir des seins. Les seins sont sur mon corps, mais je ne les voyais pas comme un objet de désir. »

**Yéma**

« Être plus accompagnée sur le fait **d'accepter sa féminité,** sur le fait de s'aimer soi. Comment s'aimer, **savoir ce qu'on aime**, ce qu'on n'aime pas, la notion de plaisir. »

**Maureen**, à sa fille :

« **Avoir des rapports sexuels, ça a un intérêt en soi. C'est une activité agréable.** Dire "c'est un sujet comme un autre et on peut en parler", et si ce n'est pas ma mère, c'est quelqu'un d'autre. »

**Erika**

« J'aurais aimé qu'on me dise que c'est normal d'avoir des rapports sexuels, ce n'est pas mauvais. **Dire que le plaisir, c'est bien.** Dire qu'au contraire, avoir des rapports sexuels, c'est très important, c'est bon pour la santé. Qu'on me déculpabilise de ça. Dans la religion, c'est vu comme quelque chose de mauvais ; or, c'est l'inverse. On diabolise la femme pour le péché, des choses comme ça. **J'aurais aimé qu'on dise que prendre plaisir n'est pas quelque chose de mauvais.** »

Sans surprise, des sujets autour de la déculpabilisation ont beaucoup été mentionnés. Elles ont souvent mis en lien cette culpabilité avec des difficultés sexuelles dans leur relation, donc en effet, il semble pertinent d'en parler.

## Transmission

Un nouveau sujet est apparu à la suite de cette question : celui de la transmission et de l'intergénérationnel. Comment en parler à ses enfants ou avec ses propres parents ? Que transmettre ?

Il y avait dans les propos des femmes cette crainte de transmettre leurs peurs à leurs enfants ou futurs enfants.

Elles se rendent compte du poids de la culture et se demandent comment ne pas transmettre des pratiques avec lesquelles elles ne se sentent pas alignées.

**Erika** par rapport à ses collègues :

« Je vois mes collègues qui ont des enfants : "Ma fille a un copain." Le copain vient à la maison : pour eux, c'est normal. Ça, c'est un truc impensable. [...] C'est quelque chose que j'essaye de ne pas lui transmettre : ma peur, mes traumatismes. »

**Éléna**

« J'aimerais que ma fille puisse aller voir un sexologue comme elle irait voir un médecin si elle avait mal au ventre. »

**Fabiola** au sujet de ses enfants :

« J'aimerais bien qu'ils me demandent des conseils en termes de contraception et que je puisse les aider. Si tu as un partenaire égoïste, qu'on puisse en parler. En fait, si c'est vu comme quelque chose de désagréable, qu'on puisse en parler ou que je puisse les réorienter s'ils ne veulent pas en parler avec moi. Mais que ce ne soit pas cloisonné comme moi ça l'a été. Après, je sais que ce n'est pas facile dans beaucoup de familles, car les gens ont reçu cette éducation-là et c'est très tabou de façon générale. »

Certaines évoquent leur difficulté à aborder le sujet avec leurs enfants ou proches.

Finalement, même si ces femmes sont aussi européennes et à l'aise dans leurs différentes identités, même si elles ont une volonté de changer, par rapport à l'éducation qu'elles ont reçue, certaines manquent d'exemples concrets. Il y a une différence entre comprendre, intégrer des notions, valeurs, concepts et réellement les mettre en pratique.

**Fati**

« Transmettre les bases pour, de manière éclairée, pouvoir faire les choix. Non, le plaisir, tout ça, ça me paraît très utopique. Malheureusement, ma culture et ma religion corrélées font que je ne pense pas que je parlerai de plaisir sexuel avec ma fille. Je ne me sens pas capable d'en parler. Peut-être dans le cadre professionnel, mais pas personnel. »

**Françoise** essaye avec sa nièce, mais admet que « ce n'est pas évident ».

**Nadège**

« Normalement je devrais, mais en fait, je ne parle pas sexualité avec mes filles ou rarement. Je leur ai dit qu'elles peuvent poser des questions. Et pourtant, je rencontre les copains, les copains peuvent dormir ici, je pose des questions. Mais je pense qu'elles sentent que quand je pose des questions, ce n'est pas fluide. Pourtant, je prends l'élan ; dans ma tête, je m'entraîne à le dire sans gêne, mais ça ne va pas. »

**Indira** et sa relation actuelle avec sa mère :

« Même aujourd'hui, je ne me vois pas aller lui poser des questions. L'idée ne me passe même pas par la tête. Impossible d'aborder l'intimité. »

Elles ont envie d'avoir des espaces où discuter entre personnes afrodescendantes de comment elles vont concrètement agir avec leurs enfants. « Est-ce que je laisserai les amis de mes enfants venir dormir à la maison ? » Ce sujet est revenu plusieurs fois.

### Accompagnement spécifique pour les femmes afrodescendantes dans la vie affective et sexuelle

Réponses sur 27 entretiens

| Oui | Non | Hésite |
|---|---|---|
| 24 | 2 | 1 |

Donc, la majorité des interrogées pensent que l'accompagnement des femmes afrodescendantes dans la vie affective et sexuelle nécessite un accompagnement spécifique.

### Celles qui ont répondu « Non »

**Yéma**

« Non, je ne pense pas, car je sais que dans énormément de cultures africaines la féminité, c'est important. Même avant le mariage, on nous parle des plantes aphrodisiaques, on nous parle de l'hygiène intime. La veille, on m'en a parlé. Chez nous, on nous que dit c'est bien si tu mets de la lingerie, c'est bien si tu mets un collier de taille, toutes ces choses-là, mais c'est vraiment la veille. Ce n'est pas trop tôt. [...] Je pense que dans nos cultures l'aspect de la sexualité, il existe chez la femme, mais c'est juste un tabou familial qui fait que certaines vont y avoir accès et d'autres non. »

**Djiba**

« Non, mais certaines ont peut-être vécu des traumatismes. »

### Celles qui ont répondu « Hésite »

**Éléna** : Difficulté à répondre, problème de positionnement

« Moi, je remarque souvent que quand on est noir et qu'on veut intégrer des milieux où il y a une majorité de Blancs, on doit en faire plus ou on ne doit pas trop perturber, pas trop se montrer, pas trop détonner. Et moi, je viens d'un pays (la Guyane française) où il y a une très forte diversité culturelle, donc quand je suis arrivée ici j'étais assez naïve et j'étais moi-même, je ne me rendais pas compte de ma couleur de peau, des différences et donc je n'ai jamais demandé la permission et je n'ai jamais changé de posture parce que j'étais noire. Peut-être que chez nous on a cette façon de s'observer avec ce prisme-là.

Je pense que chaque femme est différente.

Je ne sais pas parce que je suis une femme noire dans un corps noir et je ne sais pas ce que c'est d'être dans le corps d'une personne blanche et dans la sexualité d'une personne blanche.

Peut-être, il y aurait un sujet, mais je ne sais pas comment il aurait pu impacter et quels sont les enjeux par rapport à l'héritage afrodescendant.

Il y a clairement une différence entre quelqu'un qui a été éduqué dans un environnement afrodescendant et par rapport à ça, même si les répercussions dans sa sexualité sont minimes, elles font la différence. Je trouve qu'avoir un sexologue spécialisé dans les sujets afrodescendants, c'est une immense plus-value. »

**Celles qui ont répondu « Oui »**

Raisons majoritairement évoquées

| | |
|---|---|
| 1 | Le tabou autour des questions de sexualité, d'intimité dans la communauté afrodescendante |
| 2 | La culture : l'aspect multiculturel, double identité/pression familiale |
| 3 | Le vécu du racisme et les potentiels biais racistes des professionnels de santé |
| 4 | Le poids de la religion |

**Fati**

« Je pense que **l'ethnologie** doit rentrer en ligne de mire, c'est-à-dire qu'on doit quand même pouvoir prendre en compte le fait qu'il y a beaucoup de choses qui peuvent venir interférer dans le contexte avec les relations sexuelles : la couleur de peau, la culture, la religion, le rapport qu'on a avec nos parents, comment ils nous ont élevés. Et c'est vrai que quand on est noir·e, il y a une étiquette qui se colle (sur nous). C'est indéniable. »

**Maureen**

« Je pense qu'au niveau des vécus, il y a une grande diversité et je n'ai pas envie de les amalgamer. Pour celles qui sont afrodescendantes et qui vivent en Occident, il y a un regard de l'autre qui est particulier, un regard de la médecine qui est particulier et de ce point de vue là. Pas forcément de la culture ou de l'origine, car chacune l'a vécue différemment, mais **du point de vue d'un certain nombre de stéréotypes et du racisme que tu retrouves aussi dans la médecine, dans les clichés qui sont véhiculés, le fameux syndrome méditerranéen ; je pense qu'il y a besoin d'espace où on puisse partager ces choses-là. Partager des vécus, partager des professionnels de santé *safe* pour des personnes racisées,** un endroit ressource où, quand tu vas arriver et que tu vas dire, "Il s'est passé ça", on ne va pas te répondre : "Tu es sûr·e que ce n'est pas toi qui exagères en fait ?" **Un endroit où on te comprend, on t'accepte, on t'écoute** et il faudrait aussi des espaces pour la médecine, pour le corps médical. **Je pense que le corps médical a besoin d'entendre ce qu'on raconte sur les souffrances, sur les raisons pour lesquelles on ne se sent pas *safe*,** il y a plein de choses. Il y a un besoin de sensibiliser le corps médical. Il y a le gros mec raciste qui fait exprès de te balancer des trucs à la gueule pour te pourrir, mais je pense que lui, il représente 3 % du corps médical et je pense que 97 %, ce sont des gens qui ne se rendent pas compte, qui ont intégré leurs préjugés, qui portent leur biais. Et une sensibilisation là-dessus pourrait être super utile. »

**Karine**

« Il y a trop de tabous au sujet de la sexualité. Peut-être que les parents se disaient que ce n'était pas leur rôle. »

**Nadège**

« Parce qu'on ne parle pas de sexualité, d'éducation sexuelle. **La femme afrodescendante a déconnecté la notionde plaisir du sexe.** La sexualité n'est pas source de plaisir.

**Dire "ton corps t'appartient" n'est pas une évidence dans un contexte racisé.**

La femme est souvent la propriété de son mari. La notion de viol dans le couple, va faire comprendre ça dans un contexte africain ! Regarde, encore aujourd'hui, quand tu acceptes de te marier, tu deviens l'objet sexuel de ton mari. Il faut déjà préparer les jeunes filles à ça. Ton corps t'appartient. Et je trouve que la religion fait beaucoup de mal, tant le christianisme que l'islam. »

**Gladys**

« Franchement, ça mérite un accompagnement parce que, pour être très honnête, tout mon entourage me ressemble, mes amis sont noirs. Je me rends bien compte que j'ai eu la chance de vivre dans une famille un peu atypique parce que malgré tout ce qu'on peut dire, quand on est noir·e **et peu importe la culture, on n'est pas très à l'aise avec nos sentiments et on n'est pas très à**

**l'aise avec le fait d'aborder des sujets comme celui-là,** donc on découvre un peu quand on est devant le fait accompli et je trouve que c'est dommage, parce que ça demande une vraie préparation. **Mes amies posent des questions quand elles en ont vraiment très, très gros sur la patate et que ça ne se passe pas bien**. »

**Erika**

« À cause de l'éducation qu'on a eue et la religion. »

**Doriane**

« On a ce syndrome de la femme noire forte, et finalement ce syndrome rayonne dans tous les aspects de la vie y compris de la sexualité. On est conscientes de cette image et de ces répercussions au niveau de la famille, du travail, au niveau médical, mais il y a aussi la sexualité qui est là. Et là, il n'y a plus personne. J'ai l'impression qu'en tant que femme noire, il y a cette fausse aisance. C'est-à-dire qu'on est à l'aise de parler de la sexualité, mais sans être à l'aise. »

**Léonora**

« Même si on se veut s'émanciper, **il y a un vrai poids des cultures, des traditions** et il faut parfois apprendre à s'en défaire ou voir un peu plus loin. **Je suis une personne dans un groupe qui a ses codes, mais je peux aussi m'affirmer en tant que personne et respecter ces codes aussi.** »

**Nadège**

« Pour moi, il y a un besoin spécifique, mais comment le mettre en œuvre ? Car c'est très tabou. »

On voit qu'elles se disent qu'il faut mettre en place quelque chose pour les femmes afrodescendantes, mais à cause du tabou, elles se demandent comment faire.

## Différents types d'accompagnement

## Comment se ferait cet accompagnement ?

| |
|---|
| Formation des parents : lever le tabou intergénérationnel, faciliter le dialogue dans la sphère familiale |
| Formation des femmes afrodescendantes |
| Formation des professionnels de santé à leurs biais culturels |

Sous différentes formes :

– des projets artistiques dans la rue, aux abords des écoles (pop culture/art et maison d'accueil) ;

– des conférences en ligne ou en présentiel, en petits groupes de parole pour les femmes afrodescendantes ;

– inciter les parents à aller consulter ;

– des créations de podcasts ;

– des échanges avec d'autres femmes afrodescendantes pour partager leurs expériences : comment ont-elles surmonté les difficultés culturelles ?

**Gladys**

« Comment ? Des petites réunions. Une approche discrète. Mixer cette thématique avec une autre pour mettre les gens à l'aise. »

**Erika**

« Faire des groupes de parole où les gens puissent parler sans être jugés. Faire des groupes de parole sur Zoom aussi. »

## Les thèmes à aborder avec les femmes lors des groupes deparole

| | |
|---|---|
| **Impact de la culture et de l'éducation** | – Conscientiser les femmes afrodescendantes à l'impact que la culture, la religion ou l'éducation peuvent avoir sur leur vie affective et sexuelle<br>– Comment ne pas transmettre les traumatismes à nos enfants ? |
| **Racisme et préjugés** | – Déconstruire le mythe de la femme forte, potomitan<br>– Racisme intériorisé<br>– Blanchiment de la peau, colorisme<br>– Savoir identifier la fétichisation, l'exotisation de la femme noire<br>– Les préjugés raciaux<br>– Connaître l'histoire de l'esclavage et la vision des corps noirs |
| ***Empowerment*** | – L'image qu'on a de soi en tant que femme noire. Comment on seconstruit par rapport à sa sexualité, sa féminité ?<br>– Le manque de représentation<br>– S'assumer, s'accepter en tant que femme noire |
| **La sexualité et les maladies** | – Les fibromes, l'endométriose<br>– Qu'est-ce que la sexualité ? Connaître son corps<br>– Parler du plaisir et du désir |

# Sujets moins tabous avec les parents

**Aya** : Représentation de la femme noire

« Déjà, que le sujet soit moins tabou avec les parents. Pouvoir en parler dans un environnement familial où la sexualité est moins taboue. Et puis voilà. Qu'on parle plus du consentement, du fait qu'on n'est pas obligée de faire des choses parce que tout le monde le fait. Euh, il n'y a pas de mal à ne pas être mariée à tel âge. Moi, c'est quelque chose que je vais faire avec ma fille. Ma fille à douze ans aujourd'hui. Je suis la fille aînée de mes parents et des cousines et cousins. À l'époque, je n'avais aucune représentation d'autres femmes noires. Maintenant pour mes petites sœurs, elles ont d'autres représentations, il y a les réseaux sociaux. »

Pour nombre d'entre elles, la sexualité n'a jamais pu être abordée avec leurs parents, même à l'âge adulte. Cela montre que le tabou est très fort entre les générations. Aborder la sexualité avec ses parents a pu être perçu comme un manque de respect par des parents d'origine africaine.

**Awa**

« Avec mes copines, au niveau culturel, tu vois, on n'ose pas en parler entre nous. Partager ses expériences. Déjà, tu te sens moins seule. »

C'est revenu à plusieurs reprises, le tabou de la sexualité même entre amis. Étant soumise aux mêmes injonctions ou de même culture, elles expliquent qu'il n'est pas toujours possible de lever le tabou. D'autres ont expliqué que leurs ami·e·s n'étaient pas plus outillé·e·s qu'elles, donc elles ne voyaient pas toujours l'intérêt d'aborder ces sujets. Il y a aussi la peur d'être jugées ou « dénoncées » quand elles ne respectent pas l'interdit de la sexualité.

## Les attentes concernant les soignant·e·s

Concernant les professionnel·le·s de santé, plusieurs idées ont été proposées. Il y a principalement deux discours : celles qui préfèrent consulter un·e professionnel·le de santé afrodescendant·e, car elles supposent qu'iel sera en capacité de les prendre en charge, car iel subit les mêmes oppressions, notamment le racisme et a des connaissances sur les cultures afros et celles qui se verraient plutôt consulter un·e professionnel·le sensibilisé·e au racisme et à ses propres biais culturels.

**Françoise**

« Voir un·e psychologue ou sexologue noir·e. Prendre en considération le côté culturel de la personne, mais l'Afrique, c'est grand. Aller chez un afrodescendant, et je fais ça pour tout. C'est peut-être biaisé de penser comme ça, mais vu que ça fait partie d'eux quelque part, ils ont peut-être une affinité, ils vont peut-être creuser un peu plus ou m'aider plus. Ça raccourcit le chemin. Alors que je sais que ce n'est pas forcément le cas, car peut-être qu'il y a des gens qui ont été formés. C'est ma manière de penser. »

**Karelle**

« Oui, c'est important le suivi des afrodescendants par des afrodescendants. Pourquoi ? Parce que c'est illustré par toutes les questions que tu m'as posées : les afrodescendants ont une culture spécifique, **ont des soucis propres liés aux mélanges des cultures,** surtout les afrodescendants qui vivent en Europe. »

**Leslie**

« Parce qu'il y a la dimension d'une pluriculturalité et c'est quelque chose pour moi qui a nécessairement un impact positif et négatif.

Un accompagnement spécifique du fait de cette pluriculturalité, par des personnes à même de la comprendre, **par des personnes qui ont conscience que cet accompagnement doit être différent, qui peuvent être ouvertes à ce qui se dit sans jugement sans avoir pour référence leur propre parcours ou le parcours de leur environnement.** Pour moi, ça peut tout à fait être un mec hétéro blanc pour autant qu'il ait conscience que ce soit quelque chose de différent, qu'il soit ouvert à ce qui peut se dire et qu'il soit en mesure d'accompagner la personne. **Ce n'est pas une question de couleur, d'origine ou d'ascendance, mais vraiment une question de position dans laquelle la personne qui veut accompagner se met par rapport aux personnes à accompagner.** »

**Karelle**

« Je cherchais une psychologue afrodescendante parce que je ne me vois pas parler à un psychologue blanc du racisme alors qu'il n'en vit pas. Il ne va pas me comprendre et en plus, ce n'est pas appris à l'école, donc à quel moment je peux me sentir en *safe place* à ce niveau-là ? Un cadre où je vais avoir une réelle compréhension de la personne qui est en face de moi. […] J'ai l'impression de prendre moins de risque à me diriger vers des professionnels de santé racisé·e·s. »

On entend dans le discours de certaines femmes la peur d'être rejetées ou incomprises qui motive le souhait de consulter une personne afrodescendante comme elles.

Certaines exprimaient une fatigue ou une lassitude à devoir expliquer ce qu'elles vivent au quotidien face à la négrophobie ou le tabou de la sexualité ou autres normes dans les sociétés afros. Elles cherchent à s'épargner cet effort supplémentaire. On sentait une lassitude dans les propos. « Je ne veux pas avoir à tout expliquer. »

Au vu du nombre de pays que contient l'*afro world*, certaines se questionnent sur la faisabilité de cette approche culturelle.

**Doriane**

« Déconstruire le syndrome de la femme forte, faire des zones d'échange, de rencontre, des conférences. Par exemple, quand on parle d'objet de plaisir, de la séduction ? Il y a le mari bien sûr, mais vous, qu'est-ce que vous ressentez dans tout ça ? Qu'est-ce que lui, il met en place pour nous nourrir, comment entretenir ce jeu de séduction à deux ? Il faut faire plaisir au mari et se faire plaisir aussi. On apprend à la femme noire comment s'occuper des besoins de tout le monde, mais pas de ses propres besoins. Faire attention à ce qui se passe en elle et à son plaisir. »

**Leslie**

« **Je dirais qu'il faut que nos mères aillent toutes chez des psys,** mais sincèrement. Parce que c'est parce que ma mère a fait un burn-out et qu'elle a dû aller chez le psy qu'en fait, elle est venue pour me parler [...]. Ça a libéré sa parole à elle et ma parole à moi. Donc je sais que maintenant que je rencontre une difficulté, je peux lui en parler ».

« Je n'ai pas eu d'accompagnement psy. Je ne sais pas si j'aurais voulu qu'on fasse quelque chose pour moi, mais ce qui était sûr, c'est que je voulais qu'on fasse quelque chose pour ma mère. [...] Ce ne serait pas con, si un jour, je désirais avoir des enfants, eh bien, que je sois suivie. »

La communication intergénérationnelle reste un enjeu de taille quand le sujet est tabou dans les familles.

Certaines ont déjà commencé à lancer des activités pour aider les femmes afrodescendantes.

**Assya**

« Alors moi, en fait, je le fais. J'ai déjà fait des discussions. J'anime des groupes. C'est un accompagnement collectif, en fait, avec le sexothérapeute quand c'est le sujet de l'épanouissement sexuel, bien sûr. Mais on aborde ces questions-là, la question du désir, du plaisir, de l'éducation sexuelle, des zones érogènes, de l'orgasme. On fait des mises en situation pour aussi la communication, etc. Et franchement, ce sont des ateliers où il se passe énormément de choses et on découvre plein d'informations manquantes et que les femmes n'osent pas. Et que beaucoup ne sont finalement pas épanouies dans leur vie sexuelle. »

**Léonora** a créé un podcast pour parler de tous les sujets tabous propres aux femmes noires dont on ne comprend pas les raisons pour lesquelles ils sont tabous. « Les épisodes sur la sexualité marchent le mieux. »

Thèmes : pression du mariage, homosexualité, poids de la sexualité face aux religions, les finances, avec des invités concernés par la thématique.

« J'essaye d'être cette tante, cette amie, à qui les nièces peuvent venir parler, poser des questions sans tabous. [...] Il faut oser se dire les choses et je pense que c'est un gros problème qu'il y a dans nos communautés. On ne se dit pas les choses. Moi, j'ai toujours entendu que les femmes noires étaient hyper fertiles, mais après, je me rends compte que j'ai beaucoup de mes cousines, de mes tantes qui ont beaucoup de mal à avoir des enfants, et comme c'est quelque chose dont on ne parle pas, on s'enferme beaucoup. Et donc, ne pas hésiter à chercher les informations. Ne pas hésiter à s'ouvrir. »

Trois autres femmes ont créé des activités :
– une *newsletter* pour aborder la sexualité des femmes ;
– un compte Instagram autour de la culture afrocaribéenne et surtout du cheveu afro ;
– un podcast pour parler de comment on vit le fait d'avoir plusieurs cultures.

Et d'autres ont choisi de se reconvertir dans des métiers au service de la femme en général : les coachs par exemple !

Ces femmes, à la suite des difficultés auxquelles elles ont été confrontées dans leur vie affective et sexuelle, ont décidé chacune à leur façon de contribuer au développement et à l'épanouissement d'autres femmes dans ce domaine.

# PARTIE IV : Discussion

# Les limites

## Appartenance à la catégorie étudiée

Le fait d'appartenir à la même catégorie que les personnes étudiées a pu influencer la manière dont les femmes ont répondu aux questions. Nous pensons que ça a permis une plus grande liberté de parole. Nous avons fait très attention à travailler nos biais culturels et aussi àne pas influencer le discours. Grâce au travail de relecture du mémoire par la directrice de mémoire et par des collègues ou personnes non concernées par le sujet, nous avons essayé d'éviter cet écueil.

## Le non verbal

Les entretiens en visio n'ont pas pu être enregistrés, donc une analyse précise des comportements n'a pas pu être faite. Pour que les répondantes soient à l'aise, il leur était proposé de faire une rencontre en visio ou par téléphone. Certaines n'ont pas souhaité ou pu mettre leur caméra.

Par contre, nous pouvons dire que lors des échanges, il y a eu de nombreux silences. Et cela dès les premières questions au sujet du lien entre culture et sexualité. Il y avait beaucoup de gêne à parler de sexualité. Certains entretiens ont été assez longs dans le but de mettre la personne le plus à l'aise possible afin de pouvoir aborder le sujet de la sexualité et des violences. Une peur que l'anonymat ne soit pas respecté. Certaines femmes voulaient obtenir les questions en avance. Mais pour garder le plus de spontanéité possible ou éviter l'autocensure dans les réponses, cette requête n'a pas été acceptée.

Avant chaque entretien, il a bien été rappelé qu'elles n'étaient en aucun cas obligées de répondre à toutes les questions et qu'à tout moment, l'enregistrement pouvait être arrêté.

Dans les cas des personnes qui évoquaient des difficultés encore vives au moment de l'échange, des orientations ont pu être proposées sur des CeGIDD ou vers des psychologues du secteur public.

### Le manque de recherches sur la population étudiée

Il y a en effet en France peu de recherches en santé sur la catégorie des afrodescendant·e·s seconde génération. Il est donc difficile de comparer les résultats obtenus avec quelconques études.

Ce sont surtout les féministes ou des personnes afrodescendantes qui ont beaucoup écrit sur la condition des femmes afrodescendantes en Europe ou ailleurs, mais ce sont principalement des essais.

## Réponse à la problématique et aux hypothèses

Même si nous ne pouvons faire aucune généralité, les réponses aux hypothèses sont en accord avec les réponses des femmes interrogées.

**Hypothèse 1**

La sexualité est taboue dans les familles afrodescendantes et il y a un manque d'éducation à la vie affective et sexuelle.

**Oui**. Selon les réponses récoltées, les femmes affirment majoritairement que la sexualité est taboue dans leur famille. Et à cela s'ajoute le fait qu'elle est abordée par l'interdit. L'éducation a plutôt été faite par la télévision, l'école ou bien les magazines, mais n'était pas faite dans la sphère familiale.

**Hypothèse 2**
En raison de la culture et de la religion, pas de place pour les dimensions de plaisir et désir chez la femme afrodescendante.

**Non**. Même si elles ont pu expliquer avoir rencontré des difficultés au cours de leur vie affective et sexuelle, la majorité d'entre elles sont satisfaites de leur vie affective et sexuelle actuellement et elles arrivent à prendre l'initiative et à exprimer leurs besoins.

**Hypothèse 3**
La femme afrodescendante éprouverait des difficultés à identifier les troubles sexuels, à les considérer comme de réels problèmes.

**Oui**, en effet, elles minimisent parfois les difficultés sexuelles et pour la majorité ne vont pas consulter à moins de se retrouver en très grande difficulté comme la dépression.

**Hypothèse 4**
Existence de difficultés ou troubles sexuels, mais un manque de consultation par peur de ne pas être comprise par le thérapeute qui n'est pas de la même origine que le consultant et une honte de parler de sa sexualité.

**Oui**, il y a une difficulté à consulter.

Donc, à la question : **comment le·la sexologue peut-il·elle accompagner au mieux les personnes d'une origine différente de la sienne afin de répondre de manière adaptée à leur problématique sexuelle en évitant la stigmatisation ?**

Selon les réponses obtenues, il s'agirait, d'une part, de disposer de formations à destination des professionnels de santé dans le but de travailler leurs éventuels biais culturels et, d'autre part, pour les femmes afrodescendantes elles-mêmes, d'oser exprimer leurs difficultés ou souffrances et d'accepter, si besoin, un accompagnement.

Mais également de :

– créer, renforcer le lien entre les personnes racisées et le monde médical ;

– prendre en compte la question de l'interculturel dans l'investigation et dans l'accompagnement des personnes ;

– travailler la manière d'interroger l'autre qui lui permette d'être en confiance et de faire un pas vers le·la soignant·e et à celui·celle-ci d'oser poser des questions malgré ses croyances, ses représentations ou la peur de stigmatiser ou d'être intrusif·ve.

Peut-être modifier sa manière d'interroger la personne sur sa culture, l'éducation reçue ?

À noter qu'il ressort des échanges une difficulté du côté des personnes racisées à aborder la question du racisme face à un·e professionnel·le de santé d'une origine différente que la leur par peur de gêner, de choquer ou de ne pas être entendu·e, compris·e.

## À propos des femmes interrogées

### Identité multiculturelle

Le fait d'avoir une double culture n'est pas vécu de la même manière par les femmes en fonction des raisons qui ont poussé le ou les parents à émigrer en Europe.

En effet, dans certains cas, le ou les parents sont venus pour chercher une vie meilleure, ont fui les conflits (génocides, guerres…), d'autres sont venus à la suite des mutations professionnelles, etc.

En fonction du contexte dans lequel l'immigration s'est faite, cela permet de favoriser ou non une meilleure intégration des différentes cultures.

Lorsque la migration a été « forcée », « contrainte », les parents n'évoquent pas toujours le pays d'origine à leurs enfants, comme ont pu le dire certaines femmes de l'étude.

Mais en vivant en Europe, leur ethnicité ou leur origine leur est souvent rappelée. Les personnes racisées sont plus souvent perçues par leur couleur de peau, mais celle-ci ne présume pas un lien avec le pays d'origine de leurs parents.

Même si, parmi les femmes interrogées, la majorité connaissent le pays d'origine de leurs parents, certaines n'y sont jamais allées ou très rarement.

Leur difficulté à accepter leurs différentes identités vient parfois du fait que leurs parents neleur parlent pas du tout de leur pays d'origine, qu'elles n'y sont jamais allées ou bien qu'elles ont grandi dans un environnement où elles ne fréquentent pas des personnes de leur communauté.

Nous avons également remarqué que ce qui est le plus déterminant dans l'aspect culturel, c'est l'environnement dans lequel les femmes ont grandi, la manière dont les parents ont continué à perpétuer les traditions plus que le nombre de fois où elles ont pu aller dans le pays d'origine. Certaines semblent avoir été soumises aux mêmes injonctions et pressions alors même qu'elles ne sont jamais allées dans le pays de leurs parents.

Deux facteurs semblent plus importants dans la manière de vivre la double culture ou dans la perception qu'elles ont d'elles-mêmes :

– le fait d'avoir grandi dans un environnement quasi exclusivement composé de personnes de la même origine ;

– le fait d'avoir été confrontées au racisme très jeunes, dans l'enfance.

Les femmes qui sont nées en Afrique ou aux Antilles et qui sont arrivées en Europe vers 18 ans n'ont pas le même discours sur elles-mêmes.

La couleur de peau était mise un peu plus à distance et semblait moins déterminante dans leur identité actuelle.

Le fait d'avoir grandi dans un milieu où elles n'étaient pas minoritaires leur a probablement laissé le temps de se construire différemment et d'apprendre à mieux se connaître. De plus, elles ont une maîtrise de leur langue et leur culture d'origine, nul besoin de s'appuyer sur les parents pour leur expliquer les coutumes ou traditions, car elles ont baigné dedans depuis leur enfance. Pour les personnes nées en Europe dont les parents n'auront pas transmis la langue, les codes ou les coutumes du pays d'origine, il est parfois plus difficile d'apprivoiser leurs différentes identités.

Plusieurs ont exprimé leur besoin de faire des recherches sur le pays de leur parent, attendent d'avoir plus de moyens pour s'y rendre.

Une des femmes interrogées se décrivait comme hybride.

**Assya**

« En fait, je ne suis ni l'une ni l'autre en réalité, parce que je n'ai pas tant de points communs que ça avec les personnes qui sont nées, qui ont grandi au Mali. Je n'ai pas que des points communs non plus avec les personnes qui sont nées et qui ont grandi en France, donc voilà, c'est un modèle que j'aime bien qualifier d'hybride.Je ne suis ni l'une ni l'autre et à la fois l'une et l'autre, et ça me va, c'est OK. »

L'identité est en construction. On ressent bien au travers des différents témoignages un cheminement, un ajustement parfois nécessaire à différentes étapes de la vie, une réflexion menée par rapport à l'identité pour concilier l'identité européenne et l'afrocaribéenne.

Il y a un moment important dans la vie de ces femmes, c'est la rencontre de l'autre, avec les personnes blanches plus précisément qui, pour certaines, est comme découvrir un autre monde.

En effet, lorsqu'elles ont grandi majoritairement avec des gens de leur communauté ou des personnes dont les parents sont issus de l'immigration et vivant les mêmes réalités, la rencontre peut être parfois compliquée, voire douloureuse.

Certaines ont réalisé qu'elles subissaient plus de pression pour « réussir » que leurs camarades, d'autres ont exprimé avoir réalisé ne pas être « considérée comme belle ».

Parfois, cela a eu une influence sur la perception qu'elles ont pu avoir d'elles-mêmes en tant que personnes racisées.

Les comportements face à la rencontre du « groupe dominant » ont été variés : repli sur soi, honte, rejet de l'autre, incompréhension, mais aussi curiosité, joie, enthousiasme d'être en contact avec des personnes différentes.

Mais comme dit plus haut, la majorité des femmes ont réussi à concilier leurs différentes identités et se sentent bien.

## Des préoccupations différentes

Bien qu'étant des Européennes à part entière, on perçoit bien que ces femmes ont parfois des préoccupations différentes comparées aux personnes blanches du fait de leur origine.

Un intérêt pour l'image qu'elles renvoient d'elles-mêmes en lien avec les préjugés et les stéréotypes qui amènent certaines à ne plus être elles-mêmes, à se suradapter pour être acceptées.

Certaines ont été confrontées très jeunes à la polygamie ou leurs parents sont eux-mêmes polygames ou en couple à la suite d'un mariage arrangé. La question de la représentation de l'amour ne se pose pas de la même manière.

Dans la polygamie, il y a une importance à questionner le fait d'être l'enfant de la première ou de la seconde épouse.

La place et le genre de l'enfant dans la fratrie peuvent aussi jouer un rôle déterminant.

L'excision est aussi un sujet auquel toutes les femmes ne sont pas confrontées dans leur vie.

## Impact du manque d'éducation

Le manque d'éducation à la vie affective et sexuelle a mis en évidence une certaine ignorance face à l'amour, la sexualité.

Le fait de ne pas pouvoir échanger sur un sujet aussi important que la sexualité les met dans une position de vulnérabilité. C'est l'école et la télévision qui leur ont servi majoritairement de ressources ; or, en France, nous savons que les séances d'éducation à la vie affective et sexuelle sont peu réalisées dans les établissements scolaires, mais surtout ne rentrent pas toujours dans les détails et ne présentent pas nécessairement la sexualité de manière positive, mais plutôt par la prévention des IST ou des grossesses.

Pas de quoi permettre aux jeunes femmes d'apprendre à bien connaître leur corps et à exprimer leur désir.

Une femme dont la culture admet les mariages précoces a été mariée tôt, malheureusement.

Le tabou et l'interdit de la sexualité contraignent les femmes à l'isolement quand celles-ci ont bravé l'interdit, ne se conforment pas aux normes imposées par leur famille, leur entourage.

Les structures publiques ont souvent été nommées comme des lieux ressources.

## Pression familiale

La pression familiale exercée sur les femmes reste forte, peu importe le milieu social et la religion de la femme afrodescendante.

Une des femmes a évoqué la crainte du regard de ses parents qui a pesé longtemps sur elle alors même qu'elle avait quitté la maison familiale et vivait loin d'eux.

Quand nous avons questionné quelles étaient les craintes face aux parents, la réponse la plus fréquente a été la peur de décevoir ou bien la peur d'être exclue de la communauté.

Les mères semblent jouer un rôle important dans la perpétuation des pressions. Peut-être parce qu'elles-mêmes subissent une pression de réussite des enfants ?

En Afrique subsaharienne et aux Antilles, c'est à la femme que revient souvent la responsabilité de l'éducation des enfants et spécialement des filles. Elles ont donc elles-mêmes la pression de montrer qu'elles ont été de « bonnes mères ».

Pour certaines, l'exploration de la sexualité a été aussi un lieu de liberté, d'émancipation, d'affirmation de soi et a permis une remise en question des normes auxquelles elles se conformaient.

L'exploration de la sexualité leur a donné la possibilité d'apprendre à mieux se connaître et se découvrir.

# PARTIE V : Conclusion

## Apport du féminisme et de la santé publique

Nous avons pris conscience, tout au long de ce travail, de l'impact du féminisme sur la libération de la parole des femmes concernant des sujets tels que les violences sexuelles et la conscientisation des problèmes qui touchent les femmes en général.

Grâce aux réseaux sociaux depuis les mouvements, #metoo et #blacklivesmatter, on sent qu'il y a vraiment dans le discours des femmes interrogées des réflexions qui ont pu se faire sur la condition de la femme en France, le consentement et l'impact du racisme. Certains concepts sont de plus en plus connus. Des dispositifs d'aide aux femmes victimes de violences, comme la Maison des Femmes et le planning familial, ont été cités : le service public tout simplement. Plusieurs femmes ont pu avoir accès à un accompagnement psychologique ou médical grâce à ces dispositifs publics qui permettent de « gommer » les inégalités économiques, sociales et donnent accès aux soins à toute personne qui en aurait besoin.

La systématisation de la question des violences permet aux victimes de se poser des questions sur leur vécu et d'oser dire ce qu'elles ont subi afin d'être prises en charge.

## Racisme et préjugés

Le thème du racisme était présent à quasiment toutes les questions, même si ce n'était pas l'objet direct de ce mémoire. On voit combien les préjugés peuvent atteindre la santé mentale des femmes et imprègnent toutes les facettes de leurs vies, y compris la vie affective et sexuelle. On parle aujourd'hui de charge raciale.

Il est donc rappelé par ces femmes aux soignant·e·s de travailler sur ces questions de biais culturels lors de consultation en transculturalité.

Il serait aussi nécessaire que plus d'études soient réalisées sur cette population cible afin d'avoir plus de matière et de réaliser concrètement l'impact du racisme sur la santé mentale des femmes et du rôle de la culture dans l'abord de la sexualité.

Une étude récente réalisée par une sage-femme et sociologue, Priscille Sauvegrain, a pu mettre en évidence les biais raciaux des personnels soignants dans la prise en charge des femmes noires en maternité en France.[1]

Une majorité pense qu'une réponse pour un meilleur accompagnement en sexologie serait une approche ethnologique, culturelle.

## Comment la mettre en place ?

On sait qu'actuellement, la France ne dispose d'aucun dispositif d'accompagnement sexologique en transculturalité et ne permet pas aux usagers de pouvoir repérer les professionnel·le·s qui se sentent capables d'accompagner ou qui sont formé·e·s dans le domaine de la transculturalité.

Malgré les difficultés que certaines rencontrent dans leur vie affective et sexuelle ou bien les problèmes liés au racisme, nous n'avons pas le désir de réduire ces femmes à un statut de victime, d'autant plus que quelques-unes ne le sont pas.

Leur couleur de peau, leur origine ou leur religion ne définit en rien qui elles sont, ce n'est qu'un aspect de leur vie.

En choisissant un large panel de femmes afrodescendantes, nous voulions montrer que peu importe

[1] https://www.cairn.info/revue-sante-publique-2021-5-page-627.htm

l'origine, des préjugés existent et ils ont un impact réel sur la vie de ces femmes.

Cette étude permet de mettre en évidence leurs besoins et la demande de prise en compte de la culture d'origine dans la prise en charge.

Il apparaît nécessaire de se questionner sur l'abord systématique de la question des violences ainsi que sur l'abord de la culture en contexte transculturel.

Une question se pose : une ethnosexologie basée sur le modèle de l'ethnopsychiatrie est-elle possible ?

> « L'ethnopsychiatrie parie sur les forces et les savoirs des personnes et de leurs groupes d'appartenance : le symptôme est envisagé comme le signe d'une spécificité qu'il s'agit d'élucider ou d'une compétence à identifier. » (Définition dans l'article du *Huffington Post*, 11/09/2013)

## Positionnement en tant que sexologue afrodescendante

Mais dans ce travail sexologique, il serait peut-être important, quand on se retrouve face à une personne racisée en France, quelle que soit son origine, de s'intéresser un peu plus en profondeur à la place de la culture dans sa vie, comment est vécue la double culture, évaluer son impact et si certains éléments ont été déconstruits ou non.

Très loin de nos représentations occidentales, nous pouvons citer l'exemple des mariages arrangés en Inde qui sont très fréquents et cette pratique se poursuit aussi en Europe avec le consentement des personnes.

Il existe une série, Netflix *Indian Matchmaking*, sortie en 2020, qui montre le processus et les parents sont complètement impliqués dans la démarche. Alors qu'en Occident, c'est l'individu qui est au centre de l'attention, de la prise en charge.

Pareil dans la demande des femmes afrodescendantes d'avoir des groupes de parole entre pairs : on reconnaît le besoin de discuter des problématiques de manière communautaire.

Toutefois, nous émettrons juste un appel à la vigilance sur cette approche de groupe qui, même si elle permet d'obtenir des informations ou libère la parole, ne peut remplacer une thérapie et nécessite selon nous la présence ou l'accès à des professionnel·le·s de santé réellement formé·e·s aux différents sujets abordés afin de ne pas créer de traumatismes plus importants et éviter la diffusion de fausses informations.

Les réseaux sociaux sont en effet un moyen extraordinaire de communication, mais peuvent aussi être un lieu de désinformation.

En conclusion de cette étude, ce que nous retenons, c'est l'importance de donner la parole aux personnes dites minoritaires sur les sujets qui les concernent et l'importance de l'écoute, de se décentrer, de sortir d'une approche « eurocentrée » dans la manière de prendre en charge les personnes d'autres horizons culturels, tout en continuant à se conformer aux lois du pays dans lequel on exerce.

On voit vraiment qu'il y a un intérêt à penser une sexologie qui s'ouvre à l'interculturalité.

Ce mémoire nous a permis de réfléchir à l'importance de se positionner en tant que futur·e sexologue afrodescendant·e sur la posture à adopter en consultation transculturelle et de prendre conscience des projections que l'usager peut faire sur nous en raison de notre ethnicité, nous considérer peut-être experts dans le domaine de la culture alors que ce n'est pas nécessairement le cas.

Il est donc important d'avoir cette vision et de faire attention à la manière dont on interroge les personnes. Garder en tête l'influence de l'environnement. Questionner l'environnement culturel dans lequel la personne a grandi.

Est-ce qu'il y avait une culture plus présente que l'autre ? Idem concernant la place de la religion.

Les femmes ayant reçu des éducations plus « strictes » sur le plan religieux ou culturel avec un interdit fort de la sexualité hors mariage semblent avoir été les plus affectées dans leur vie affective et sexuelle.

Pour le champ de la sexologie en transculturalité, cette étude nous apporte des réponses très concrètes sur ce que peuvent attendre les femmes afrodescendantes lors des consultations. Il serait intéressant d'étendre cette réflexion et les recherches sur ce sujet à plus de cultures et interroger un échantillon plus important de personnes afin d'avoir des données qui puissent être généralisées.

## Objectifs

Déterminer s'il y a une spécificité dans la prise en charge des femmes afrodescendantes en sexologie. Si tel est le cas, déterminer quels sont leurs besoins, attentes et quelle approche, quelle posture, quels points de vigilance le·la sexologue pourrait adopter pour répondre au mieux aux besoins de ces populations.

## Méthodologie

Réalisation de 27 entretiens semi-directifs en visio ou bien par téléphone.

Les entretiens ont été enregistrés à l'aide d'un dictaphone et retranscris par le logiciel Trint.

## Résultats et analyse

Ces résultats prônent en faveur, d'une part, d'une formation des femmes afrodescendantes aux problématiques qui les concernent en lien avec la sexualité, comme connaître les stéréotypes et préjugés autour de la femme noire, une déculpabilisation du rapport sexuel et une démystification du syndrome de la femme forte, etc. et d'autre part, la sensibilisation des professionnel·le·s de santé à leurs propres biais culturels.

**Mots clés :** femmes afrodescendantes, sexualité, transculturalité, biais culturel

# Sources

## Bibliographie

*Impact des microagressions et de la discrimination raciale sur la santé mentale des personnes racisées, L'exemple de femmes noires en France*, ed. L'Harmattan, 2022, Yaotcha d'Almeida

*La Plus haute des solitud*es, ed. Du Seuil, 1977, Tahar Ben Jelloun

*La légende du sexe surdimensionné des noirs*, ed. Le Serpent à Plumes, 2005, Serge Bilé

*Les noirs clichés et préjugés*, ed. L'archipel, 2017, Serge Bilé, Mathieu Méranville

*La France noire : Présence et migrations des Afriques, des Amériques et de l'océanIndien en France*, ed. La Découverte, 2011/2012, Pascal Blanchard

*Le corps noir*, ed. Mémoire d'encrier, 2017, Jean-Claude Charles

*Femmes, race et classe*, ed. Zulma, 2022, Angela Davis

*Kiffe ta race*, ed. First, 2021, Rokhaya Diallo et Grace Ly

*Sexe, genre et sexualités*, ed. Quadrige, 2023, Elsa Dorlin

*Peau noire, masques blancs*, ed. Du seuil, 1952, Frantz Fanon,

*Ne suis-je pas une femme ? Femmes noires et féminismes*, ed. Cambourakis, 2015, BellHooks

*Afropéa*, ed. Grasset, 2020, Leonora Miano

*L'autre langue des femmes*, ed. Grasset, 2021, Léonora Miano

*Amours silenciées, repenser la révolution romantique depuis les marges*, ed. Daronnes,2022, Christelle Murhala

*Et maintenant le pouvoir : Un horizon politique afroféministe*, ed. Cambourakis, 2022, Fania Noël

*Dix questions sur le féminisme*, ed. Libertalia, 2021, Valérie Rey-Robert

*L'Histoire de l'Afrique et de sa diaspora de la préhistoire à nos jours*, ed. Conscious educations, 2019, Jahlyssa Sekhmet

*Pensée féministe décoloniale*, Sueli Carneito, Lélia Gonzalez, Maria Lugones, Susana de Castro, Ochy Curiel, Maria Elvira Diaz Benitez, Alba M. Aguinaga Barragan, Miriam Lang, Dunia Mokrani Chavez, Alejandra Santillana, Thula Rafaela de OliveiraPires, Maria da Graça Costa, Rita Laura Segato, Aura Cumes, Martina Davidson, ed. Anacaona, 2022

## Articles

Le Monde, « Le sexe selon Maïa Mazaurette », 14/10/2018 : https://www.lemonde.fr/m-perso/article/2018/10/14/ce-que-revele-la-fascination-pour-les-sexualites-exotiques_5369143_4497916.html

*Migrance 27*, « Construction des sexualités et migration », coordonné par Nicole Fouchéet Serge Weber, introd. Philippe Rygiel 2006, éd. Mémoires génériques https://journals.openedition.org/clio/9152?lang=en

« Nos vies sont politiques ! L'afroféminisme en France ou la riposte des petites-filles de l'Empire », Syliane Larcher

https://www.cairn.info/revue-participations-2017-3-page-97.htm&wt.src=pdf

## Instagram

@histoires_crepues
@afroconscience
@pracisees_vs_grindr de Miguel Shema
@noiritude

## Podcasts

*Kiffe ta race*, Rokhaya Diallo et Grace Ly
*Me, My sexe and I*, Axelle Jah Njike
*La Fille sur le canapé,* Joyeuxbazar

## Structures éditoriales du groupe L'Harmattan

**L'Harmattan Italie**
Via degli Artisti, 15
10124 Torino
harmattan.italia@gmail.com

**L'Harmattan Hongrie**
Kossuth l. u. 14-16.
1053 Budapest
harmattan@harmattan.hu

---

**L'Harmattan Sénégal**
10 VDN en face Mermoz
BP 45034 Dakar-Fann
senharmattan@gmail.com

**L'Harmattan Cameroun**
TSINGA/FECAFOOT
BP 11486 Yaoundé
inkoukam@gmail.com

**L'Harmattan Burkina Faso**
Achille Somé – tengnule@hotmail.fr

**L'Harmattan Guinée**
Almamya, rue KA 028 OKB Agency
BP 3470 Conakry
harmattanguinee@yahoo.fr

**L'Harmattan RDC**
185, avenue Nyangwe
Commune de Lingwala – Kinshasa
matangilamusadila@yahoo.fr

**L'Harmattan Congo**
219, avenue Nelson Mandela
BP 2874 Brazzaville
harmattan.congo@yahoo.fr

**L'Harmattan Mali**
ACI 2000 - Immeuble Mgr Jean Marie Cisse
Bureau 10
BP 145 Bamako-Mali
mali@harmattan.fr

**L'Harmattan Togo**
Djidjole – Lomé
Maison Amela
face EPP BATOME
ddamela@aol.com

**L'Harmattan Côte d'Ivoire**
Résidence Karl – Cité des Arts
Abidjan-Cocody
03 BP 1588 Abidjan
espace_harmattan.ci@hotmail.fr

---

## Nos librairies en France

**Librairie internationale**
16, rue des Écoles
75005 Paris
librairie.internationale@harmattan.fr
01 40 46 79 11
www.librairieharmattan.com

**Librairie des savoirs**
21, rue des Écoles
75005 Paris
librairie.sh@harmattan.fr
01 46 34 13 71
www.librairieharmattansh.com

**Librairie Le Lucernaire**
53, rue Notre-Dame-des-Champs
75006 Paris
librairie@lucernaire.fr
01 42 22 67 13

www.ingramcontent.com/pod-product-compliance
Lightning Source LLC
LaVergne TN
LVHW021237061026
849535LV00008B/3100